Dr. med. Dipl.-Psych. Dieter Trautmann

Endlich ohne Antidepressiva

humboldt

INHALT

VORWORT

Liebe Leserin, lieber Leser,

du nimmst – seit Kurzem oder vielleicht auch schon sehr lange – Antidepressiva ein und bist dir nicht sicher, ob das sinnvoll ist oder nicht. Oder man hat dir empfohlen, Antidepressiva einzunehmen, aber du zweifelst, ob du das wirklich tun solltest. Vielleicht hast du auch davon gehört, dass es Alternativen gibt, und möchtest dich darüber informieren, ob diese etwas für dich sind. Dein Hausarzt oder deine Psychiaterin haben aber keine Zeit, ausführlich mit dir darüber zu diskutieren. Oder sie äußern eine klare Meinung, die dich aber nicht unbedingt überzeugt.

Mit diesem Buch kannst du dich selbst kompetent machen, um mit deinem Arzt auf gleicher Ebene als mündiger Patient reden zu können. Ich bin selbst kein genereller Gegner der Antidepressiva und deren Einnahme. Aber ich bin der Ansicht, dass sie zu häufig, in zu hoher Dosis und viel zu lange verordnet werden.

Man muss sich auch klarmachen, dass das, was als wissenschaftliche Erkenntnisse über Antidepressiva veröffentlicht wird, auf Studien basiert, die fast ausschließlich von Pharmaunternehmen gesponsert wurden, die Psychopharmaka produzieren. Dabei werden in der Regel nur jene Ergebnisse veröffentlicht, die in das Konzept der jeweiligen Firma passen. So gibt es keinerlei Langzeitstudien zu möglichen langfristigen Folgen einer jahrelangen Einnahme. Beispiel: Ältere Antidepressiva beeinflussen u. a. einen bestimmten Botenstoff im Gehirn, der mit der Entwicklung einer Demenz in Zusammenhang gebracht wird. Doch ist mir keine wissenschaftliche Studie zu der Frage bekannt, ob Menschen, die mehrere Jahre solche Antidepressiva eingenommen haben, im späteren Leben auch ein größeres Risiko hatten, dement zu werden. Keine Angst, falls du selbst ein solches Präparat länger eingenommen haben solltest. Ich kenne per-

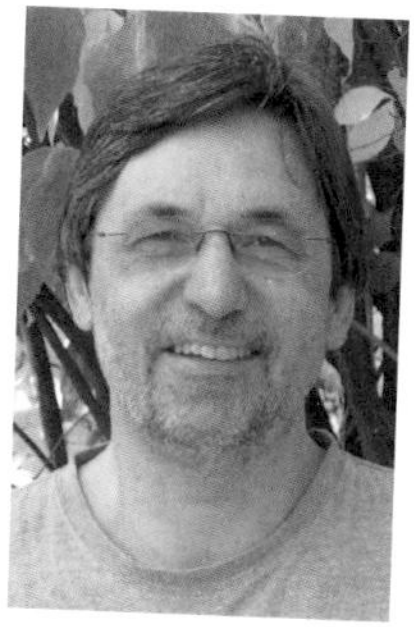

sönlich keinen Patienten, bei dem ich den skizzierten Zusammenhang vermute, aber gesicherte Erkenntnisse dazu gibt es eben keine.

Daher kann es nur Meinungen zu der Frage geben, ob Antidepressiva überhaupt sinnvoll sind. Und wenn ja, in welcher Dosis und Einnahmedauer. Meine Meinung basiert auf einer über 30-jährigen Erfahrung als Psychotherapeut und Psychiater. In diesem Buch versuche ich dir zu erläutern, wie ich meine Patienten zu mündigen Patienten mache, die mitentscheiden können und sollen, ob sie überhaupt ein Antidepressivum nehmen.

Falls sie sich dafür entscheiden, diskutieren wir ausgiebig darüber, welches Präparat jeweils das geeignetste sein könnte – auch bezüglich der Dosierung und der Dauer einer Einnahme. Für so eine Diskussion auf Augenhöhe und die individuelle Entscheidung braucht es vor allem auch Kenntnisse darüber, welche Möglichkeiten gibt, mit einer Depression umzugehen.

Die Alternativen zu Antidepressiva, die ich dir in diesem Buch anbiete, sind – dies gleich einmal vorweg – natürlich zum Teil aufwändig und mühsam. Ich kann es durchaus verstehen, dass man stattdessen gerne eine Pille hätte, die einem hilft, sich gut zu fühlen. Aber: Es gibt fast immer einen guten Grund dafür, dass jemand depressiv ist – und genau den gilt es anzupacken.

Ich möchte dich mit diesem Buch dabei unterstützen, herauszufinden, was in deinem Leben dafür verantwortlich sein könnte, dass du (immer wieder mal) in depressive Phasen gerätst. Denn wenn du für dich diese Frage beantworten kannst, kannst du auch dauerhaft dein Leben positiver gestalten.

Viel Spaß beim Lesen, Erkennen und Entdecken wünscht dir

Dieter Trautmann

SINN UND UNSINN VON ANTIDEPRESSIVA

Experten schätzen, dass in Deutschland ungefähr vier Millionen Menschen Antidepressiva einnehmen. Um zu verstehen, warum so viele Menschen darauf zurückgreifen, obwohl es in vielen Fällen nicht notwendig und auch nicht sinnvoll ist, werde ich in diesem ersten Teil etwas weiter ausholen und die Geschichte des Depressionsbegriffs darstellen. Weiterhin versuche ich aufzuzeigen, wie eine sinnvolle Behandlung mit Antidepressiva aussehen kann und was zu tun ist, wenn diese nicht helfen.

Eine wahre Geschichte

Der Patient, von dem ich zum Einstieg berichten möchte, hat mir die Erlaubnis gegeben, seine Geschichte in anonymisierter Form darzustellen. Er begann seine Therapie bei mir im Dezember 2016. Er wirkte zu diesem Zeitpunkt völlig erschöpft und ausgelaugt, fühlte sich beruflich als Ingenieur und Abteilungsleiter einer Firma, die Kopiergeräte herstellt, überfordert.

Zuhause hatte er keinen Ausgleich. Mit seiner Frau lief es für ihn schon längere Zeit nicht mehr zufriedenstellend, es kam häufig zu Streitereien. Die drei Kinder waren 19 Jahre (Tochter) und 16 Jahre (männliche Zwillinge) und machten alle Probleme: Die

Tochter stand kurz vor dem Abitur und wusste nicht, was sie anschließend machen wollte. Der eine Sohn hatte „keinen Bock" auf Schule und zog sich nur in sein Zimmer zurück, um Computerspiele zu spielen. Der andere Sohn war zwar in dieser Hinsicht relativ unproblematisch; aufgrund der vielen Baustellen, die mein Patient hatte, fehlten ihm jedoch die zeitlichen und emotionalen Kapazitäten, um etwas mit ihm zu unternehmen. Hinzu kam noch ein Nachbarschaftsstreit. Und in der wenigen Freizeit, die er noch hatte, verspürte er keinerlei Antrieb mehr, irgendetwas zu unternehmen. Stattdessen griff er relativ häufig zur Bierflasche.

Kontakte zu Freunden oder Bekannten hatte mein Patient so gut wie nicht mehr. Seine sportlichen Aktivitäten, die er früher gerne betrieben hatte, waren komplett eingestellt. Er schleppte sich jeden Tag mühsam zur Arbeit und kam abends völlig erschöpft nach Hause – musste sich dann aber noch um die beschriebenen Probleme in der Familie kümmern.

Die Diagnose: mittelgradige depressive Episode. In dieser Situation habe ich meinen Patienten natürlich darüber aufgeklärt, dass auch eine zusätzliche medikamentöse Behandlung sinnvoll sein könnte, was er aber ablehnte. Er wollte es alleine schaffen – und er hat es geschafft!

Sein erster Schritt im Job war – und das schon, bevor er die Therapie bei mir begann –, dass er sich in eine niedrigere Position vom Abteilungs- zum Teamleiter versetzen ließ, was mit weniger Verantwortung und natürlich auch mit etwas weniger Gehalt verbunden war.

Während dieser Zeit war er zudem für sechs Wochen in einer psychosomatischen Klinik. Dort reifte sein Entschluss, sich von seiner Frau zu trennen, die daraufhin aus dem gemeinsamen Haus auszog. Die Tochter hatte zwischenzeitlich einen Studienplatz in einer entfernten Stadt gefunden, sodass diese ebenfalls auszog. Mein Patient lebte jetzt also mit seinen beiden Söhnen alleine. Da sich seine Depression – und sein Alkoholkonsum – durch diese Veränderungen nicht wesentlich besserten, überlegten wir gemeinsam in mehreren Therapiestunden, welche grundlegenden Veränderungen geschehen müssten, damit es ihm wirklich besser gehen könnte.

Ich unterstütze ihn in seiner Entscheidung, bei der Firma, bei der er etwa 20 Jahre gearbeitet hatte, zu kündigen. Es kam zu einer einvernehmlichen Regelung mit dem Arbeitgeber, dass dieser ihn sofort freistellte und ihm als Abfindung für ein weiteres Jahr das bisherige Gehalt zahlte.

Jetzt hatte mein Patient Zeit, sich um alles zu kümmern: um die Schulprobleme seines Sohnes, die Nachbarschaftsstreitigkeiten und auch um die Vorbereitung der Scheidung. Diese erfolgte mithilfe einer Mediatorin letzten Endes zur Zufriedenheit beider Seiten. Mein Patient begann allmählich aufzublühen. Es folgte ein zweiter Aufenthalt von sechs Wochen in einer psychosomatischen Klinik. Dadurch fand er den Elan, die begonnenen Veränderungen weiter voranzutreiben.

Um die Geschichte nicht zu lang werden zu lassen – dies beschreibt den Zustand meines Patienten nach 48 Therapiestunden ohne Antidepressivum (!): Er hat mittlerweile einen neuen Job gefunden, der ihn sehr zufriedenstellt. Der Nachbarschaftsstreit interessiert ihn nicht mehr, da er das Haus verkaufen wird. Der problematische Sohn befindet sich seit einiger Zeit in Behandlung bei einem Kinder- und Jugendlichen-Psychotherapeuten. Der zweite Sohn hat eine Lehre als Handwerker begonnen.

Nach der Scheidung ist alles klar geregelt und mittlerweile hat mein Patient auch eine neue Freundin. Sein Alkoholkonsum ist auf null gesunken. Er hat eine Zweizimmerwohnung in Aussicht und verfügt durch den Verkauf des Hauses über eine angenehme finanzielle Sicherheit. Depression ist für ihn Vergangenheit.

Der zeitweise sehr mühsame Weg aus der Depression heraus hat insgesamt etwa fünf Jahre in Anspruch genommen. Ein Antidepressivum hätte es ihm wahrscheinlich nicht leichter gemacht, diesen Weg zu gehen. Es galt viele Hindernisse zu überwinden. Aber mithilfe der Psychotherapie hat er seine Veränderungsmöglichkeiten erkannt und nie den Mut verloren, einen Schritt nach dem anderen anzugehen.

Der Begriff „Depression"

Jeder Patient hat das Recht, über seine Erkrankung und deren Behandlungsmöglichkeiten umfassend aufgeklärt zu werden. Dazu gehört im Falle einer Depression die Aufklärung darüber, dass diese keine einheitliche Erkrankung oder überhaupt eine Erkrankung ist, sondern dass es ganz unterschiedliche Arten depressiver Störungen gibt, bei denen der Behandlungsschwerpunkt auch unterschiedlich sein sollte.

Damit meine ich nicht nur die Entscheidung, ob die Behandlung rein medikamentös, psychotherapeutisch oder in einer Kombination verschiedener Therapien stattfinden sollte. Sondern ich meine damit insbesondere Themen, die hauptsächlich in diesem Buch besprochen werden.

Die Kernfrage ist: Geht es hauptsächlich um ...
- eine Veränderung der Lebenssituation,
- eine Veränderung von Einstellungen und Werthaltungen oder
- eine Veränderung von konkreten Verhaltensweisen?

Jeder Patient hat das Recht, umfassend aufgeklärt zu werden.

Auch die Frage, wann und wie lange die Einnahme eines Antidepressivums sinnvoll sein kann, ist zentraler Bestandteil im ersten Abschnitt dieses Buches. Um sie so beantworten zu können, dass die Antwort für dich verständlich ist, werde ich zuvor noch einige Informationen liefern und Begrifflichkeiten für dich klären.

Kurzer Blick in die Geschichte

Etwa vier Millionen Menschen in Deutschland nehmen Antidepressiva ein, das ist ein Riesengeschäft für die Pharmaindustrie. Sie hat daher großes Interesse daran, dass Depression als Krankheit gesehen wird. Denn wenn man krank ist, nimmt man Medikamente. Aber wann ist Depression überhaupt wirklich eine Krankheit? Um das zu verstehen, muss ich weiter ausholen und erläutern, wie sich das Verständnis von Depression in den letzten ungefähr 100 Jahren verändert hat.

Ich will natürlich nicht bei den alten Griechen anfangen. Sie bezeichneten die Depression übrigens als Melancholie, weil sie glaubten, dass sie etwas mit der schwarzen Galle zu tun habe. Wichtiger für die heutige Betrachtungsweise sind jedoch die Entwicklungen des Depressionsbegriffs der letzten 200 Jahre.

Erste Differenzierungen Mitte des 19. Jahrhunderts äußerte ein damals bekannter Psychiater (dessen Namen ich nicht nennen möchte, denn heute wäre ihm diese Aussage wahrscheinlich peinlich) folgende Ansicht: „Es gibt nur eine psychische Erkrankung, die nennen wir Wahnsinn."

Es wurde deswegen als Fortschritt erlebt, als der Münchner Psychiater Emil Kraepelin (1856–1926) Anfang des 20. Jahrhunderts die psychischen Erkrankungen in zwei große Gruppen einteilte. Die eine nannte er Dementia praecox (*dementia*, lat. = Wahnsinn, Torheit; *praecox*, lat. = früh-, vorzeitig), die zweite Gruppe manisch-depressives Irresein.

Der Schweizer Psychiater Paul Eugen Bleuler (1857–1939) führte für die Erkrankung Dementia praecox wenige Jahre nach Kraepelins Vorschlag den Begriff der Schizophrenie ein. Die Erkrankung des manisch-depressiven Irreseins bezeichnet man heute als bipolare affektive Störung, weil davon Betroffene im Wechsel schwere depressive und manische Phasen haben. Der Wechsel zwischen diesen beiden Zuständen kann schleichend oder abrupt erfolgen, Betroffene zeigen zumeist ein individuell typisches Muster. Männer und Frauen (insgesamt etwa zwei Prozent der Bevölkerung) sind davon gleichermaßen betroffen. Die erste Phase der Erkrankung tritt meist im Alter zwischen 20 und 40 Jahren auf.

Von einer Manie spricht man dann, wenn der Patient extrem aufgedreht und überaktiv ist, kaum noch schlafen kann und sich trotzdem topfit fühlt. Er hat ständig neue Ideen, die eigenen Fähigkeiten werden mitunter weit überschätzt und der Patient verzettelt sich in vielerlei Aktivitäten. Im Extremfall kommt es zu Größenwahn.

Menschen mit einer Manie merken nicht, dass sie schwer krank sind, weil sie voller Energie und Tatendrang stecken. Oft geben sie viel mehr Geld aus, als sie haben. Auch im Kontakt zu anderen Menschen sind sie grenzenlos bzw. mitunter übergriffig im Verhalten. In der Regel müssen Betroffene stationär in psychiatrischen Kliniken behandelt werden, da sie unbehandelt sich oder anderen zunehmend Schaden zufügen können.

Die endogene Depression Dann hat man erkannt, dass es viele Menschen mit einer immer wiederkehrenden Depression gibt – offiziell rezidivierende depressive Störung genannt –, ohne dass jemals eine Manie vorgekommen wäre. Man glaubte, dass diese Depressionen überwiegend genetisch bedingt, also vererbt seien. Überzeugt davon, dass das Auftreten der jeweiligen depressiven Phasen *ohne* äußere Anlässe erfolgt, sprach man auch von endogenen Depressionen, das heißt: von innen kommenden Depressionen.

Da man dies als körperliche Erkrankung ansah, war es naheliegend, endogene Depressionen mit Medikamenten zu behandeln. Diese standen ab Ende der 1950er-Jahre auch zur Verfügung. Lange Zeit wurden depressive Menschen in psychiatrischen Kliniken (also dort, wo Menschen mit schweren seelischen Erkrankungen behandelt werden) beispielsweise mit Infusionen, die ein Antidepressivum beinhalteten, behandelt. Da Antidepressiva als Infusion aber auch nicht schneller oder besser wirken als Tabletten, ist man davon weitgehend abgekommen.

Früher hielt man alle Depressionen für eine körperliche Erkrankung.

Die reaktive Depression Als man sich Zeit nehmen konnte, mit den Patienten auch zu reden, merkte man, dass es in den meisten Fällen doch konkrete Auslöser für die Depression gab. Man bezeichnete diese deshalb als eine reaktive Depression oder auch Anpassungsstörung. Speziell sprach man beispielsweise von der Umzugs- oder der Erschöpfungsdepression. Weitere Beispiele für Depressionen als unmittelbare Reaktion auf eine belastende, den Betreffenden überfordernde Situation: der Verlust eines nahestehenden Menschen, Scheidung oder eine tiefe emotionale Verletzung. Erst mit der zehnten Version der Internationalen Klassifikation der psychischen Erkrankungen (abgekürzt ICD-10, siehe Seite 20), konnte man diese Art der Depression diagnostizieren. Und etwa auch ab dieser Zeit haben sich die personellen Bedingungen in den psychiatrischen Kliniken so zum Positiven hin geändert, dass man sich Zeit nehmen kann, mit den Patienten ausführlichere Gespräche zu führen.

Die neurotische Depression Mit der zunehmenden Verbreitung der Psychotherapie etwa ab den 1980er-Jahren und insbesondere der Psychoanalyse, erkannte man darüber hinaus, dass Menschen, die später im Erwachsenenleben an einer Depression erkrankten, ungelöste Konflikte in der (frühen) Kindheit hatten. Man sprach von einer neurotischen Depression.

Neurose ist ein Begriff, der in der Psychoanalyse eine große Rolle spielt. Dieses Psychotherapieverfahren geht davon aus, dass wir sehr stark von unserem Unbewussten gesteuert werden und dass psychische Störungen (immer) durch Störungen der psychischen Entwicklung in der frühen Kindheit entstehen. Diese Störungen bzw. deren Auswirkungen auf unsere Gefühle und unser Verhalten im späteren Leben nennt man Neurosen.

Trauma als Auslöser depressiver Störungen

Um den Begriff der Neurose zu vermeiden, der sehr stark mit der Psychoanalyse verknüpft ist, würde ich dann von einer Depression als Störung sprechen, wenn diese dadurch bedingt ist, dass der Betreffende bereits in der Kindheit – oder auch im späteren Leben – traumatische Situationen erlebt hat. Dabei muss es sich nicht unbedingt um ein besonders dramatisches Ereignis handeln. Ob etwas als traumatisch erlebt wird, hängt in erster Linie von den Bewältigungsmechanismen ab, über die der betreffende Mensch zu diesem Zeitpunkt verfügt. Fehlen ihm entsprechende Bewältigungsmechanismen, entsteht ein Gefühl von Hilflosigkeit und Ausgeliefertsein.

Viele Menschen können diesen Zustand lange kompensieren, indem sie etwa versuchen, beruflich erfolgreich zu werden, eine Familie zu gründen oder sich in anderer Hinsicht etwas aufzubauen. Irgendwann kommt es dann aber vielleicht zu einem Ereignis, von Fachleuten Trigger genannt (siehe nebenstehenden Kasten), welches das sorgfältig geschaffene Kartenhaus zum Einsturz bringt. Dann kommen plötzlich die heftigen Gefühle aus der Kindheit wieder hoch. Man fühlt sich oft total überfordert, möchte nur noch weg oder die Decke über den Kopf ziehen – nichts mehr hören und nichts mehr sehen.

So etwas nenne ich ein Traumagefühl (siehe untenstehenden Kasten), weil es aktuell so gefühlt wird, wie in der früheren traumatischen Situation. Antidepressiva können in solchen Fällen für eine gewisse Zeit durchaus sinnvoll sein, dies grundsätzlich zu Beginn einer Behandlung. Denn bis die eigentlich erforderliche Psycho-

Ein Trauma ist eine Wunde unserer Seele – verursacht durch ein besoders belastendes Ereignis.

therapie wirkt, kann es einige Zeit dauern. Wie eine sinnvolle Behandlung mit Antidepressiva aussehen sollte, findest du ab Seite 54.

TRIGGER UND TRAUMAGEFÜHL

Ein **Trigger** ist ursprünglich der Abzug an einer Pistole (*trigger*, engl. = Abzug). Man benutzt diesen Begriff in der Traumapsychologie, weil ein Traumagefühl oftmals durch einen ganz spezifischen Reiz in Sekundenbruchteilen entsteht. Vielleicht kennst du das Gefühl, als habe jemand bei dir einen bestimmten Knopf gedrückt – und plötzlich erlebst du intensiv ein belastendes Gefühl, das mit einem Ereignis aus deiner Vergangenheit in Verbindung steht. Der Trigger kann ein Wort, ein bestimmter Gegenstand, ein Geruch oder auch ein Geräusch sein.

Im **Traumagefühl** fühlen wir uns so, als sei unsere Existenz bedroht – auch wenn dies aktuell gar nicht der Fall ist. Wir handeln bzw. reagieren dann auf einer biologischen Ebene genauso wie viele Tiere, wenn es um Leben oder Tod geht: mit Kämpfen – Fliehen – oder Totstellen.

Bereits in Psychiatrielehrbüchern der 1970er-Jahre stand die Empfehlung, dass man bei endogenen, also überwiegend genetisch bedingten Depressionen eine medikamentöse Behandlung durchführen sollte. Bei den neurotischen Depressionen mit Auslösern in der frühen Kindheit und bei reaktiven Depressionen bzw. Anpassungsstörungen sollte eine psychotherapeutische Behandlung im Vordergrund stehen.

„Depression" ist heute keine Diagnose mehr

Es wurden in dieser Zeit viele wissenschaftliche Untersuchungen durchgeführt, mit denen man versucht hat, die verschiedenen Gruppen von Depressionen (endogen, neurotisch und reaktiv) voneinander zu unterscheiden. Da man aber keine objektivierbaren Unterscheidungskriterien fand, hat man sich in der heute geltenden Internationalen Klassifikation der Krankheiten und verwandter Gesundheitsprobleme (engl. = *International Classification of Diseases and Related Health Problems,* ICD) darauf geeinigt, generell von einer Störung zu sprechen. Die internationale Klassifikation der Krankheiten wird von der Weltgesundheitsorganisation (WHO) herausgegeben.

Weitere Begriffe, die auf eine mögliche Ursache der Depression hindeuten könnten, wurden weggelassen. Dies bedeutet, dass man heute den Begriff Depression nur noch dazu benutzt, eine typische aktuelle Symptomatik zu beschreiben, die jedoch keinerlei Rückschluss auf mögliche Ursachen zulässt.

Das skizzierte Vorgehen bedeutet in der Praxis, dass die Feststellung einer Depression jetzt nicht mehr so sehr von der Meinung desjenigen abhängig ist, der die Diagnose stellt. Dies hat aber den Nachteil, dass „Depression" mit einer Diagnose im medizinischen Sinne nichts mehr zu tun hat. Denn eine Diagnose dient in der Medizin dazu, eine Erklärung für Symptome zu liefern und die Behandlung in eine bestimmte Richtung zu lenken. Der Depressionsbegriff, wie er derzeit offiziell verwendet wird, leistet das aber nicht.

Hintergrund: Wenn ich als Arzt eine Diagnose stelle, dann bringe ich damit zum Ausdruck, dass ich verstanden habe, was die Ursache der Symptome des Patienten ist, wie der weitere Verlauf wahrscheinlich sein wird und wie eine optimale Behandlung aussieht. Bei der Feststellung einer Depression trifft dies aber alles nicht zu.

Depression ist ein Syndrom und keine Diagnose.

Wird also heute die Diagnose einer Depression gestellt, bedeutet dies nur, dass ein Arzt oder Psychologe die vom Patienten geäußerten Symptome zu einem sogenannten Syndrom zusammenfasst.

Ein Syndrom ist eine typische Zusammenfassung von einzelnen Symptomen, die üblicherweise gemeinsam auftreten. Dies kann ganz unterschiedliche Ursachen haben. Entsprechend gibt es für viele Syndrome in der Medizin keine einheitliche Behandlung. Umgekehrt gibt es aber auch einige Syndrome, die unabhängig von der Ursache auf die gleiche Weise behandelt werden können. Dies trifft teils auch auf die Depression zu.

Ich versuche, es an einem medizinischen Beispiel zu erklären: Bei einer Lungenentzündung handelt es sich ebenfalls nicht um eine Diagnose, sondern um ein Syndrom. Es besteht typischerweise aus hohem Fieber, Husten, ausgeprägtem Krankheitsgefühl und körperlicher Schwäche, sodass man bettlägerig und überhaupt nicht belastbar ist.

Es gibt eine Vielzahl von Bakterien und Viren, die Lungenentzündungen verursachen können. Entsprechend vielfältig ist das Angebot von Medikamenten, mit denen sie behandelt werden. Es gibt aber auch ein paar Grundprinzipien der Behandlung, die *unabhängig* von der konkreten Ursache durchgeführt werden sollten. Dazu gehören beispielsweise eine Krankschreibung, Bettruhe, die Fiebersenkung, ausreichende Flüssigkeitsaufnahme, Hustenlösen und vieles mehr.

DEFINITION DER DEPRESSIVEN STÖRUNG NACH INTERNATIONALER KLASSIFIKATION DER KRANKHEITEN ICD-10

Folgende Symptome müssen **mindestens 14 Tage** durchgehend vorhanden sein:

In depressiven Episoden leidet die betreffende Person unter gedrückter Stimmung, Interessenverlust, Freudlosigkeit und einer Verminderung des Antriebs mit erhöhter Ermüdbarkeit (oft selbst nach kleinen Anstrengungen) und Aktivitätseinschränkung.

Die gedrückte Stimmung ändert sich von Tag zu Tag wenig und reagiert meist nicht auf die jeweiligen Lebensumstände. Zusätzliche Symptome können sein: verminderte Konzentration und Aufmerksamkeit, vermindertes Selbstwertgefühl und Selbstvertrauen, Schuldgefühle und Gefühle von Wertlosigkeit, negative und pessimistische Zukunftsperspektiven, Suizidgedanken, Schlafstörungen, verminderter Appetit.

Je nach Ausprägung der Symptome und Zusatzsymptome wird in unterschiedliche Schweregrade unterschieden: leicht, mittelgradig und schwer. Mindestens zwei, bei schweren Episoden mindestens drei der Hauptsymptome müssen für mindestens zwei Wochen anhalten. Bei ungewöhnlich schweren Symptomen können auch kürzere Zeiträume berücksichtigt werden. Dabei ist anzumerken, dass die Begriffe für die Schweregradeinteilung schlecht gewählt sind. Denn selbst bei einer „leichten" Depression nach dieser Definition kann sich der Mensch für mindestens 14 Tage an gar nichts erfreuen.

In der Umgangssprache benutzt man das Wort „depressiv" eigentlich in drei unterschiedlichen Bedeutungen. Man kann damit einmal ein aktuelles Gefühl beschreiben: Wenn ich im Fernsehen die Bilder von Flutkatastrophen anschaue und mich in die Menschen hineinversetze, die alles verloren haben, dann entsteht ein depressives Gefühl.

Das Wort depressiv kann aber auch dazu benutzt werden, einen länger andauernden Gemütszustand zu beschreiben. Beispiel: Wenn ich über längere Zeit mit meiner Gesamtlebenssituation unzufrieden bin und nicht weiß, wie ich diesen Zustand verändern kann, dann kann dies ebenfalls zu anhaltend depressiver Stimmung führen.

Umgangssprachlich wird Depression nicht so eng definiert.

Die dritte Bedeutung ist die depressive Verstimmung und damit eine depressive Störung. Davon sollte man eigentlich nur dann sprechen, wenn das Ausmaß oder die Dauer der depressiven Stimmung der Situation nicht mehr angemessen ist (siehe Beispiel von Anna Seite 29).

In der Definition der depressiven Störung ist dir vielleicht der Begriff Antrieb aufgefallen. Die Begriffe Antrieb und Antriebsstörung werden von Laien – und leider oft auch von Fachleuten – nicht in dem Sinn benutzt, wie sie in der Psychopathologie, also in der Lehre von den psychischen Erkrankungen, definiert sind. Hier spricht man von Antriebsstörung, wenn man etwas eigentlich gerne tun würde, sich aber nicht dazu aufraffen kann.

In der Praxis höre ich den Begriff Antriebsstörung jedoch viel häufiger in dem Zusammenhang, dass sich jemand nicht dazu aufraffen kann, zur Arbeit zu gehen oder den Haushalt zu machen. Dazu muss ich sagen: Ich kenne nur wenige Menschen, die jeden Tag gerne zur Arbeit gehen oder die gerne ihren Haushalt versorgen. Hierbei geht es also eher um die Frage, wie ich mich dazu bringe, etwas zu tun, wofür so oder so keine positive emotionale Motivation vorhanden ist. Wenn es also um Tätigkeiten geht, die mir einfach keinen Spaß machen.

Die Psychopathologie meint bei einer Antriebsstörung in Zusammenhang mit einer depressiven Erkrankung dagegen einen oft qualvollen Energieverlust. Normale Tagesverrichtungen werden zu einer Tortur. Einer Hürde gleich, die man gerne nehmen würde, die aber unüberwindlich erscheint. Für Betroffene kann es beispielsweise zum Problem werden, sich morgens zu waschen oder anzuziehen.

Ich werde an vielen Stellen dieses Buches auf das Thema Antriebsstörung noch genauer eingehen. Der Schweizer Psychiater Paul Kielholz (1916–1990) hatte bereits 1971 versucht, die Antidepressiva u. a. nach diesem Gesichtspunkt zu sortieren, ob sie antriebssteigernd sind oder nicht. Zwei weitere Kriterien waren „depressionslösend“ und „angstlösend“.

Letzten Endes sollten alle Antidepressiva depressionslösend sein. Diejenigen, die seinerzeit als angstlösend bezeichnet wurden, zeigen einfach eine eher beruhigende, müde machende Wirkung. Diejenigen, die man der Gruppe der antriebssteigernden zuordnete, machen einfach nur unruhig. Den Antrieb zu steigern, ohne dass sich insgesamt an der Depression etwas verbessert, ist meiner Erfahrung nach nicht möglich.

Antidepressiva helfen nicht immer

Wir haben ein gesellschaftliches System, das nur die Zustände krank oder gesund kennt. Und man erlaubt dir nicht, selbst einzuschätzen, ob du krank oder gesund bist. Du kannst nicht einfach von der Arbeit zuhause bleiben, weil es dir psychisch nicht gut geht. Ein Arzt muss dir bescheinigen, dass du krank bist.

Du darfst auch nicht auf Kosten der Krankenkasse zu einem Psychotherapeuten gehen, der dir dabei hilft, dass es dir psychisch wieder besser geht. Denn gezahlt wird seitens der Kassen nur, wenn du eine „Störung von Krankheitswert“ hast. In der Praxis bedeutet das: Viele meiner Patienten könnten sich die Psychotherapie gar nicht leisten, wenn die Krankenkasse die Kosten nicht übernehmen würde. Demzufolge muss ich über den gesamten Behandlungszeitraum so tun, als wäre mein Patient krank, obwohl dies meist nach relativ kurzer Zeit gar nicht mehr zutrifft.

Die meisten meiner Patienten gehen ganz normal arbeiten, also können sie nicht schwer krank sein. Trotzdem helfen ihnen die psychotherapeutische und manchmal auch die zusätzlichen medikamentösen Behandlungen. Und jetzt kommt das Paradoxe an der ganzen Geschichte: Die WHO definiert Gesundheit als einen Zustand vollkommenen körperlichen, seelischen und sozialen Wohlbefindens. Nach dieser Definition ist mir kein Mensch bekannt, der gesund ist.

Laut WHO ist Gesundheit ein Zustand vollkommenen körperlichen, seelischen und sozialen Wohlbefindens.

Wer Antidepressiva wirklich braucht

Ich erläutere dir diese Zusammenhänge, da wir ein System haben, in dem viele daran interessiert sind, Depression als Krankheit anzusehen: Der Patient, weil man in der Regel nicht daran schuld ist, wenn man eine Krankheit hat, und weil dann die Kosten der Behandlung von der Krankenkasse übernommen werden. Die Behandler, weil sie dann direkt mit der Krankenkasse abrechnen können und nicht darauf angewiesen sind, dass der Patient die Kosten selbst trägt. Und auch weil sie dann – mitunter ausschließlich – mit Medikamenten behandeln können. Und vor allem die Pharmaindustrie möchte Depressionen als Krankheit betrachten, weil sie dann viel mehr Antidepressiva verkaufen kann als in einer Situation, in der die Patienten zum Psychotherapeuten gehen und sobald als möglich ihre Medikamente absetzen oder von vornherein gar keine nehmen.

Um hier nicht missverstanden zu werden: Nach der oben genannten Definition der WHO ist die Depression natürlich auch eine Krankheit, weil von vollkommenem Wohlbefinden keine Rede sein kann. Aber nicht jede Krankheit muss mit Medikamenten behandelt werden!

Als ich 1989 nach dem Studium der Medizin und Psychologie meine Ausbildung zum Psychiater begann, gab es nur ganz wenige Psychotherapeuten. In den Kliniken hatte man keine Zeit, mit den Patienten ausführlich zu reden, daher wurden die meisten mit einer Depression als endogen depressiv (siehe Seite 14) diagnostiziert und ausschließlich medikamentös behandelt.

Heutzutage kann man sich diese Zustände kaum noch vorstellen. Ich arbeitete damals auf einer geschlossenen Männerstation. Diese bestand aus zwei großen Sälen mit jeweils 20 Betten, wovon die meisten nur durch ein Brett voneinander getrennt waren. Schwer depressive waren hier gemeinsam mit Patienten untergebracht, die eine akute Psychose, Demenz oder eine Suchterkrankung hatten.

Du kannst wahrscheinlich nachvollziehen, dass ich als unerfahrener Assistenzarzt, der diese 40 Patienten alleine betreuen sollte, ebenfalls keine Zeit für Zuwendung und ausführliche Gespräche hatte. So ging es auch allen anderen Kollegen, die damals in der Psychiatrie arbeiteten.

WAS IST EINE PSYCHOSE?

Von einer Psychose wird gesprochen, wenn ein Patient **Wahnvorstellungen** hat und/oder **Halluzinationen.** Halluzinationen sind Sinneswahrnehmungen ohne einen entsprechenden Reiz: wenn also beispielsweise jemand Stimmen hört, obwohl niemand spricht.

Von Wahnvorstellungen spricht man immer dann, wenn ein Patient zu 100 Prozent von seiner Wahrnehmung der Realität überzeugt ist und mit logischen Argumenten nicht davon abgebracht werden kann. Häufig handelt es sich um paranoide Wahnvorstellungen, also dass man sich beobachtet, verfolgt oder bedroht fühlt.

Nebenbei betrieb ich aber bereits mit drei weiteren psychologischen Kollegen eine psychotherapeutische Praxis – und da sah die Situation schon ganz anders aus. Hier hatten wir Zeit, mit den Patienten zu sprechen. Dabei wurde mir klar, dass die meisten Menschen mit einem depressiven Syndrom eher in die Kategorien reaktive oder neurotische Depression gehörten. Dass ihrer Situation also äußere Ursachen zugrunde lagen, wie z. B. ein belastendes Ereignis im Erwachsenenleben oder ein ungelöster Konflikt in der frühen Kindheit.

Da es hierzu keine wissenschaftlichen Studien gibt, gehe ich aufgrund meiner Erfahrung davon aus, dass es nur eine eher kleine Gruppe von schätzungsweise fünf Prozent der depressiven Menschen gibt, bei denen man von Depression als Krankheit sprechen kann, weil sie offenbar tatsächlich eine vererbte Veranlagung haben, auch auf kleinere Verlusterlebnisse mit einer heftigen Depression zu reagieren. Mit kleineren Verlusterlebnissen meine ich Ereignisse, die den meisten Menschen im Laufe ihres Lebens passieren. Beispielsweise ein Blechschaden am Auto, ein nerviger

Umzug oder eine körperliche Erkrankung, die verhindert, dass man in den Urlaub fahren kann.

Für diese vergleichsweise kleine Gruppe Betroffener mit erblicher Vorbelastung sind ursprünglich die Antidepressiva entwickelt worden. Daran würde wie beschrieben aber die Pharmaindustrie nicht ausreichend verdienen, weswegen man seit Jahrzehnten auch in Lehrbüchern zur Psychiatrie und Psychopharmakologie (also der Disziplin, die sich mit der Frage der medikamentösen Behandlung psychischer Störungen befasst) propagiert, dass *alle* depressiven Menschen Antidepressiva einnehmen sollten, und das über möglichst lange Zeit.

Nicht jede Krankheit muss mit Medikamenten behandelt werden!

Diese Lehrbücher werden überwiegend von Universitätsprofessoren verfasst, die üblicherweise ärztlicher Direktor einer psychiatrischen Klinik sind. Genau dort finden die Studien statt, die von den Pharmafirmen bezahlt werden, wovon diese Direktoren meistens auch finanziell profitieren.

Selbst derart gesponserte Studien kommen aber immer wieder zu Ergebnissen, die ungefähr folgende Größenordnungen nahelegen: Etwa 30 Prozent der medikamentös behandelten, depressiven Patienten würden auch ohne Antidepressivum gesund werden. Das nennt man Placeboeffekt: Wenn es bei einem Medikament allein durch die Medikamenteneinnahme zu einem positiven Effekt unabhängig davon kommt, ob die Tablette einen Wirkstoff enthält oder nicht.

Bei weiteren 30 Prozent wirken Antidepressiva nicht ausreichend. Dies wird häufig als Therapieresistenz bezeichnet, obwohl es nur bedeutet, dass die Patienten auf die medikamentöse Behandlung nicht ansprechen. Und das heißt nicht automatisch, dass sie nicht mit psychotherapeutischen Maßnahmen gut behandelbar wären.

Unterm Strich bedeutet es auch, dass die Antidepressiva offensichtlich bei nur ungefähr 40 Prozent der damit behandelten Menschen überhaupt einen positiven Effekt haben.

Man kann im Vorfeld nicht wissen, zu welcher der drei Gruppen der zu behandelnde Patient gehört, also wird allen eine medikamentöse Behandlung angeboten. Man sollte aber meiner Meinung nach immer über diese Prozentzahlen aufklären, damit der Patient weiß, dass die Wahrscheinlichkeit nur bei ungefähr 40 Prozent liegt, dass ein Medikament etwas Positives bei ihm bewirken wird.

Es gibt auch kaum Kriterien, die einem helfen zu entscheiden, welches Antidepressivum genau in welcher Dosierung geeignet wäre. Wenn man das im Gespräch offen diskutiert, kann der Patient selbst entscheiden, ob er dennoch einen Behandlungsversuch machen möchte oder nicht.

Die lange Einnahme der Antidepressiva wird aber oft auch damit begründet, dass es dann seltener zu einem Rückfall käme, was bei den oben erwähnten Studien natürlich auch rauskommt. (Ich glaube nur der Statistik, die ich selbst gefälscht habe.) Es gibt aber keine Studien darüber, wie viele Patienten von diesen 40 Prozent keinen Rückfall erleiden würden, wenn sie eine konsequente Psychotherapie durchführen würden, statt jahrelang ein Antidepressivum einzunehmen.

Antidepressiva sind sinnvoll bei der Veranlagung, immer wieder depressive Phasen zu entwickeln.

Nutzen und Schaden immer abwägen

Ich will nicht verschweigen, dass natürlich nicht nur die Pharmaindustrie daran schuld ist, dass es zu diesen Behandlungsempfehlungen gekommen ist. Es lag auch daran, dass die Wissenschaft lange nicht in der Lage war, die verschiedenen Formen der Depression klarer voneinander zu trennen. Und es war und ist auch ein gesellschaftliches Problem: Wir haben immer noch nicht genügend Psychotherapeuten zur Verfügung, sodass vielen Ärzten oft gar nichts anderes übrig bleibt, als depressive Patienten zumindest zeitweise medikamentös zu behandeln.

Bei den eher biologisch bedingten depressiven Störungen, wo tatsächlich eine Fehlfunktion von bestimmten Überträgerstoffen im Gehirn ursächlich sein könnte, müsste man eigentlich am ehesten erwarten können, dass die Antidepressiva etwas Positives bewirken. Aber auch hier hat man eine Rate von ca. 30 Prozent, die auf die Behandlung nicht ansprechen.

In vielen Lehrbüchern der Psychiatrie steht, dass zahlreiche placebokontrollierte Studien – das sind Studien, bei denen die Wirksamkeit eines Antidepressivums im Vergleich zu einer Tablette, die keinen Wirkstoff enthält – die überlegene Wirksamkeit der verschiedenen Antidepressiva belegen würde. Die Studien, auf die man sich bezieht, kommen auf eine Responserate (Anzahl jener Patienten, die auf die Behandlung ansprechen) zwischen 50 bis 75 Prozent gegenüber 25 bis 33 Prozent unter Placebo, also der Einnahme eines Scheinpräparates ohne Wirkstoff.

Antidepressiva: 30 % Placeboeffekt, 40 % Wirksamkeit, 30 % Therapieresistenz

Nun meine Frage an dich: Würdest du bei anderen Krankheiten ein Medikament nehmen, das nur mit fünfzigprozentiger Wahrscheinlichkeit hilft, aber in vielen Fällen mit Nebenwirkungen verbunden ist?

Ich habe eine etwa 55-jährige Patientin, ich nenne sie Anna. Ihr Ehemann hatte vor ungefähr zwei Jahren ausgerechnet, dass er eigentlich nicht mehr arbeiten müsste, da das Paar aufgrund von geerbten Immobilien genügend Einkünfte hatte. Aufgrund einer chronisch fortschreitenden körperlichen Erkrankung wollte der Ehemann die ihm noch verbleibende Zeit dazu nutzen, sich seinen Lebenstraum zu erfüllen und mit einem Segelboot durchs Mittelmeer zu schippern. Da die Frau jedoch sehr an ihrem Zuhause hängt, wollte sie lieber dort bleiben und das Paar beschloss, sich alle paar Wochen gegenseitig zu besuchen.

Stattdessen stürzte Anna jedoch in eine schwere Depression – teilweise mit Wahnvorstellungen. Sie konnte sich kaum noch selbst versorgen und verbrachte Stunden auf dem Sofa im Gefühl tiefer Verlassenheit. In dieser Situation waren auch zwei stationäre Krankenhausaufenthalte erforderlich, da Anna zu verwahrlosen drohte. Nachdem ihr Mann sich entschlossen hatte, erst mal so lange bei seiner Frau zu bleiben, bis es ihr deutlich besser ging, konnten die Antidepressiva relativ rasch reduziert werden, sodass Anna derzeit mit einer sehr geringen Dosis auskommt.

Was beide in dieser Situation hauptsächlich brauchen, ist ganz viel Geduld! Auch höhere Dosen, die Anna in den Kliniken erhielt, haben nicht mehr bewirkt als die geringe Dosis, die sie zeitweise von mir erhielt. Sie haben aber dazu geführt, dass die Patientin massiv an Gewicht zugenommen hat.

Die Psychotherapie mit dieser Patientin ist aus verschiedenen Gründen sehr schwierig. Ich möchte dir mit diesem Beispiel zeigen, dass ich es deshalb hier durchaus für gerechtfertigt halte, auch medikamentös zu behandeln. Dann aber zumindest mit einem Medikament bzw. in einer Dosis, die nicht noch mehr schadet als nutzt. Die Patientin ist übrigens seit etwa drei Monaten komplett aus der Depression heraus und medikamentenfrei. Die depressive Phase hatte insgesamt über zwei Jahre angehalten.

Die Einnahme von Antidepressiva ist immer ein Abwägen von möglichem Nutzen und möglichem Schaden.

Natürlich ist es kein kleines Verlusterlebnis, wenn der Mann monatelang alleine auf seinem Segelboot unterwegs ist. Aber wenn es wie in diesem Fall der gemeinsame Beschluss von zwei erwachsenen Menschen ist, eine Zeitlang auf diese Art und Weise ihre Beziehung zu führen, würden die meisten damit wahrscheinlich klarkommen. Die Heftigkeit von Annas Reaktionen, insbesondere die eindeutigen Wahnvorstellungen, legen den Schluss nahe, dass hier tatsächlich eine genetische Veranlagung vorliegt, an einer depressiven Störung zu erkranken. Andererseits hatte die Patientin auch nicht gerade eine optimale Kindheit: Groß geworden auf einem Bauernhof, hatten Annas Eltern nicht wirklich viel Zeit für sie. Sie „lief halt so mit“, wie sie selbst einmal sagte.

Ich möchte dir noch ein Beispiel geben. Am schwierigsten zu behandeln sind die Depressionen, die ich als depressive Störung bezeichne. Ganz häufig stecken dahinter Traumatisierungen aus der Kindheit. Dabei muss es sich nicht aus objektiver, erwachsener Sicht um ganz schlimme Dinge handeln. Doch für das Kind waren sie schlimm, weil es die Situation noch nicht verstehen konnte.

Ob etwas als Trauma erlebt wird oder nicht, hängt von individuellen Bewältigungsfähigkeiten ab.

Als Franz vor ca. fünf Jahren seine Therapie bei mir begann, klagte er über Panikattacken und immer wieder auftretende depressive Phasen, die er sich selbst nicht erklären konnte, vor allem weil sie oft in Situationen auftraten, wo es einem doch eigentlich gut gehen müsste, z. B. im Urlaub.

Wir kamen nach und nach dahinter, dass die Ursache für seine Probleme im ersten und zweiten Lebensjahr lag: Franz wurde mit einem Klumpfuß geboren und musste in dieser Zeit mehrmals operiert werden. Ein Kleinkind versteht aber nicht, was ein Klumpfuß ist, warum es in ein Krankenhaus muss und was eine Operation ist. Es nimmt nur wahr, dass die Mama nicht da ist und stattdessen lauter fremde Menschen in grünen Klamotten. Menschen, die dem kleinen Franz immer wieder wehtun.

Diese Erfahrung führte dazu, dass er im Erwachsenenalter immer dann, wenn er in Situationen geriet, die er nicht kannte, und in denen er sich hilflos fühlte, in Panik geriet – und danach in eine Depression, weil er selbst nicht verstanden hatte, warum er überhaupt mit Panik reagierte.

Auch in solch einer Akutsituation kann bildhaft gesprochen ein Medikament für eine gewisse Zeit eine Krücke sein, die einem beim Gehen an der Hand eines Psychotherapeuten helfen kann. Auf Dauer möchte aber wohl kein Mensch an Krücken gehen!

Also: Wer braucht Antidepressiva wirklich?

- Menschen, die vermutlich eine biologische Veranlagung haben, immer wieder depressive Phasen zu entwickeln.
- Menschen, die noch am Beginn einer psychotherapeutischen Behandlung stehen.
- Menschen, die sich akut in einer depressiven Krise befinden.

Darum nehmen so viele Menschen Antidepressiva ein

Viele Menschen nehmen Antidepressiva oftmals über sehr lange Zeit und in einer Dosierung ein, die manchmal mehr schadet als nützt. Warum ist das so? Es ist für alle Beteiligten bequem! Ich weiß, das klingt vorwurfsvoll, man darf es sich und anderen doch nicht einfach bequem machen. Doch, darf man, aber es sollte eine bewusste Entscheidung sein.

Bequemlichkeit resultiert aus einem zumeist kindlichen Wunsch, dass es für jedes Problem eine schnelle und einfache Lösung geben muss. Und das versprechen die Medikamente bzw. die Ärzte, die sie verschreiben. Später werde ich auf diesen Wunsch nach einer schnellen, guten Lösung noch ausführlicher eingehen. An dieser Stelle möchte ich zunächst deutlich machen: Es ist absolut verständlich, dass du womöglich lieber ein Medikament nimmst oder nehmen möchtest, als an deiner Lebenssituation oder an deiner Persönlichkeit etwas zu verändern.

Antidepressiva dürfen nur von Ärzten verschrieben werden.

Ein Medikament kann jeder unproblematisch einnehmen. Die Lebenssituation zu verändern, ist meist schwierig und langwierig, ebenso an einer Veränderung der Persönlichkeit zu arbeiten.

Es ist auch absolut verständlich, dass dein Arzt dir lieber ein Medikament verschreibt, als stundenlang mit dir darüber zu reden, wie du an dir und deiner Situation etwas verändern kannst. Und es ist ebenso nachvollziehbar, dass dein Partner oder deine Familie dich lieber als kranken Menschen sehen, der ein Medikament einnehmen muss, denn: Diese Tatsache entbindet sie von der Frage, ob sie vielleicht mitverantwortlich für deinen schlechten emotionalen Zustand sind.

Wie das Beispiel von Franz zeigt, ist es oftmals ja auch nicht auf den ersten Blick erkennbar, wo die Ursache des Problems liegt. Dann kann es durchaus Sinn machen, ein Medikament zu nehmen, um zu schauen, ob dadurch die Symptome besser werden. Dies war bei Franz auch der Fall. Er nahm über Jahre hinweg Paroxetin (siehe Seite 176), ein neueres Antidepressivum mit relativ wenigen Nebenwirkungen. Die Panikattacken und depressiven Phasen traten dadurch seltener auf – aber sie kamen immer wieder.

Grundsätzlich ist es auch nicht ganz leicht, Traumatisierungen zu bearbeiten, die wie bei Franz im ersten oder zweiten Lebensjahr geschehen sind, weil es daran ja keine bewusste Erinnerung gibt. Aber es gibt seit einigen Jahren eine Behandlungsmethode der Desensibilisierung und Nachverarbeitung durch Augenbewegungen, die sich EMDR nennt (engl. = *Eye Movement Desensitization and Reprocessing*), und mit der man solche Traumatisierungen bearbeiten kann. Die Methode hat sich beispielsweise auch bei starker Trauer bewährt, bei Prüfungsangst, Zwangsstörungen oder auch chronischen Schmerzen. Im Internet gibt es Videos, in denen die Anwendung dieser Technik demonstriert wird. Vielleicht magst du dir mal eines anschauen.

Auch frühe Traumatisierungen lassen sich mit EMDR gut behadeln.

Franz fiel es übrigens verdammt schwer, von Paroxetin wieder wegzukommen. Jedes Mal, wenn er versuchte, die Dosis zu reduzieren, traten seltsame körperliche Missempfindungen auf: ein komisches Kribbeln an mehreren Körperstellen, Schwindel und manchmal das Gefühl, irgendwie neben sich zu stehen.

WAS IST EMDR?

EMDR ist die Abkürzung für *Eye Movement Desensitization and Reprocessing*. Das hört sich kompliziert an, ist aber relativ einfach: Wie du vielleicht weißt, bewegen sich die Augen, während man träumt. Da diese horizontalen Augenbewegungen relativ schnell erfolgen, nennt man die entsprechende Schlafphase REM-Schlaf (*rapid eye movements,* engl. = schnelle Augenbewegungen, REM).

Auf Francine Shapiro (1948–2019), eine amerikanische Psychologin, geht die Erkenntnis zurück, dass diese schnellen Augenbewegungen der emotionalen Verarbeitung von belastenden Erlebnissen dienen. Und genau dieses Selbstheilungssystem macht man sich in der EMDR-Therapie zunutze: Der Therapeut vollzieht horizontale Handbewegungen, der Patient verfolgt mit den Augen diese Hand und stellt sich dabei ein Bild von einer Traumasituation vor. Dies wird so lange gemacht, bis diese Situation als deutlich weniger belastend erlebt wird. Das Vorgehen der EMDR-Therapie ist sowohl bei Erwachsenen als auch Kindern und Jugendlichen bewährt, um Symptome, die auf einer zurückliegenden Traumatisierung beruhen, zu verbessern (weitere Informationen Seite 108).

Einen Psychotherapeuten zu finden, der freie Kapazitäten hat, ist heutzutage, wo es im Vergleich zu vor etwa 50 Jahren sogar relativ viele Psychotherapeuten gibt, nicht ganz leicht. Deshalb ist es verständlich, dass auch viele Hausärzte eine medikamentöse antidepressive Behandlung beginnen, wenn sie erkennen, dass bei ihrem Patienten ein depressives Syndrom vorliegt.

Antidepressiva können zeitweise helfen, aber sie sind keine Dauerlösung.

Es sollte aber bei jeder depressiven Störung, selbst wenn es sich um eine echte endogene Depression handeln sollte, eine psychotherapeutische Behandlung angestrebt werden. Bis die psychotherapeutischen Maßnahmen wirken, kann es dann noch mal einige Zeit dauern. In diesen Überbrückungsphasen können Antidepressiva hilfreich sein – aber sie sind keine Dauerlösung! Und Medikamente, also auch Antidepressiva, dürfen nur Ärzte verschreiben.

Psychotherapie ist (leider) nicht bequem

Vielen ist die Unterscheidung nicht klar zwischen Psychologe, Psychiater und Psychotherapeut, deswegen eine kurze Erklärung

Psychotherapeut, Psychologe, Psychiater

Psychotherapeuten können Ärzte oder Psychologen sein, sie müssen Medizin oder Psychologie studiert haben. Nach abgeschlossenem Studium müssen Psychologen an staatlich anerkannten Ausbildungsinstituten eine mehrjährige Weiterbildung zum Psychotherapeuten absolvieren, die mit einer staatlichen Approbationsprüfung endet. Ärzte müssen nach abgeschlossenem Studium eine mehrjährige Weiterbildung an Kliniken absolvieren, entweder zum Arzt für Psychiatrie und Psychotherapie oder zum Arzt für Psychotherapeutische Medizin.

Darüber hinaus gibt es noch Psychotherapeuten nach dem Heilpraktikergesetz (HPG). Diese Bezeichnung bedeutet, dass es sich um Heilpraktiker handelt, die meist nur in einigen wenigen Kursen Unterricht in Psychologie und Psychotherapie erhalten haben. Das bedeutet nicht automatisch, dass sie keine guten Therapeuten sein können. Die Fähigkeit, ein guter Psychotherapeut zu sein, hängt nicht in erster Linie von seinem Wissen ab, sondern von der Fähigkeit, eine echte zwischenmenschliche Beziehung einzugehen.

In der Regel werden Behandlungen bei Heilpraktikern für Psychotherapie von den Krankenkassen nicht bezahlt. Bei den ärztlichen und psychologischen Psychotherapeuten zahlen die Kassen nur, wenn der betreffende Therapeut einen Kassensitz hat. Im Ausnahmefall zahlen manche Kassen in einem Kostenerstattungsverfahren, wenn nachgewiesen werden kann, dass der Patient bei allen Therapeuten mit Kassensitz in zumutbarer Entfernung seines Wohnorts auf lange Sicht keinen Therapieplatz erhalten wird.

Eine geeignete Therapie finden

Seit einiger Zeit kann man sich auch über die Terminservicestellen der jeweils zuständigen Kassenärztlichen Vereinigung (KV) einen Therapeuten zuweisen lassen, der zumindest drei Sprechstundentermine anbieten kann. Du kannst im Internet die Website der für dein Bundesland zuständigen KV aufrufen und dort die für dich zuständige Terminservicestelle herausfinden.

Sicherlich ist es oft schwierig, einen geeigneten Psychotherapeuten zu finden, und die meisten, die eine Kassenzulassung haben, haben lange Wartezeiten. Auch sagt eine Kassenzulassung nicht automatisch viel aus. Die KV prüft zwar, dass bestimmte Grundqualifikationen wie das erwähnte Medizin- oder Psychologiestudium und eine entsprechende Weiterbildung vorliegen, trotzdem ist die Qualität der zugelassenen Therapeuten sehr unterschiedlich.

Bei der Auswahl eines Therapeuten kommt es nicht nur auf die Qualifkation an, es muss auch die Chemie stimmen.

Umgekehrt kannst du auch mit einem Therapeuten, der nicht von der Kasse zugelassen ist, jemanden finden, der dich qualifiziert behandeln kann, um dann über das Kostenerstattungsverfahren abzurechnen. Grundsätzlich macht es Sinn, möglichst mehrere Therapeuten anzurufen und mit ihnen Sprechstundentermine zu vereinbaren. Für eine längere Therapiebeziehung sollte die Chemie stimmen. Frag den Therapeuten ruhig konkret, was für eine Ausbildung er hat, und ob er sich auch mit der Behandlung von Traumatisierungen auskennt. Er muss nicht unbedingt EMDR (siehe Seite 108) machen, es gibt mittlerweile eine Reihe verschiedener Methoden, um Traumatisierungen zu bearbeiten. Aber Traumaarbeit sollte deinen Therapeuten prinzipiell nicht abschrecken.

Warum nicht? Ich kenne aus meiner Praxis nur wenige depressive Patienten, bei denen nicht im weitesten Sinn irgendeine Art von Traumatisierung – meist in der Kindheit – passiert ist. In einer Studie mit 268 chronisch depressiven Patienten, die im Jahr 2021 veröffentlicht wurde, fanden die Studienautoren bei 74,2 Prozent(!) Traumatisierungen in der Kindheit. Und das sind nur diejenigen, die einigermaßen objektiv anhand verschiedener Kriterien erfassbar sind: bei 65,6 Prozent durch emotionale Vernachlässigung, bei 59 Prozent durch emotionalen Missbrauch, bei 32 Prozent durch körperliche Vernachlässigung, bei 22,4 Prozent durch sexuellen und bei 21,5 Prozent körperlichen Missbrauch.

Am Anfang steht die Stabilisierung

So, jetzt komme ich noch mal zur Bequemlichkeit zurück. Es ist alles andere als bequem, alte Traumatisierungen aufzuarbeiten, und es ist nicht mit ein paar Sitzungen getan. Eine therapeutische Begleitung muss stets gut vorbereitet und es muss zuerst eine äußere und innere Stabilisierung vorgenommen werden, bevor man an alte Traumatisierungen herangehen kann. Es kann passieren, dass man für diese Stabilisierungsmaßnahmen das komplette Kontingent an Therapiestunden benötigt, das die Krankenkasse gewährt. In der Verhaltenstherapie (siehe Seite 52) sprechen wir hier beispielsweise von maximal 80 Stunden.

Was bedeutet äußere und innere Stabilisierung? Viele Menschen suchen in einer Krisensituation therapeutische Hilfe. Sie haben finanzielle Probleme, Probleme mit dem Arbeitsplatz, dem Partner oder der körperlichen Gesundheit. Diese Probleme müssen zuerst gelöst werden, bevor man sich auf eine Psychotherapie einlassen kann. Denn wirkliche Therapie – und damit eine grundlegende Veränderung von Einstellungen und Verhaltensweisen – verunsichert und destabilisiert zunächst.

Andererseits bedeutet innere Stabilisierung nicht, dass man jeden Tag gleich gut drauf ist. Es bedeutet das Erlernen von konkreten Techniken, um mit Problemsituationen besser umgehen zu können. Oder das Erlernen von Entspannungstechniken wie Progressive Muskelentspannung nach Jacobson, Autogenes Training, Meditation oder Selbsthypnose.

In dieser Phase halte ich auch nicht viel davon, jede Woche eine Therapiesitzung zu machen. Denn Stabilisierung bedeutet in den meisten Fällen, grundlegend an seiner Lebenssituation etwas zu verändern – und da hilft es meist wenig, wenn man einmal pro Woche darüber redet. Man muss vielmehr konkret etwas tun. Leider sind viele meiner Kollegen nicht bereit, dann weiterzumachen.

Es könnte darauf hinauslaufen, dass man als Therapeut jeweils zwei Jahre lang eine andere Abrechnungsziffer dreimal pro Quartal abrechnet. Danach könnte man dann erneut eine Psychotherapie beantragen und die Traumatisierungen bearbeiten. Wenn du mitgerechnet hast, sind wir jetzt bereits bei einer Therapiedauer von ungefähr sechs Jahren. Ich kann gut verstehen, wenn du sagst, das ist mir zu lange, dann nehme ich doch lieber Tabletten. Aufgrund meiner Erfahrung kann ich dir aber sagen, dieser lange, unbequeme Weg lohnt sich auf Dauer!

Antidepressiva werden in den allermeisten Fällen die Ursache der Depression nicht verändern.

Ich habe auch kein Problem damit, wenn man sich diesen langen Weg mithilfe eines Antidepressivums etwas unbeschwerter macht. Aber es muss klar sein, dass das Antidepressivum in den allermeisten Fällen die Ursache der Depression nicht verändert.

Die wichtigsten Wirkstoffgruppen

Alle Antidepressiva haben mehr oder weniger problematische Nebenwirkungen. Dazu noch mal die oben erwähnte Gegenüberstellung von Nutzen und Schaden: In Studien klagen 25 bis 50 Prozent aller Anwender über unerwünschte Arzneimittelwirkungen. Bei etwa zwei Prozent waren die Nebenwirkungen gravierend.

Das sieht auf den ersten Blick gar nicht so schlecht aus. Wenn man aber annimmt, dass in Deutschland etwa vier Millionen Menschen Antidepressiva einnehmen, dann leiden immerhin etwa 80 000 unter gravierenden Nebenwirkungen. Da diese für eine ganze Gruppe von Antidepressiva ziemlich gleich sind, muss ich dir zunächst erklären, welche man unterscheidet.

Man kann jeweils diejenigen Medikamente zusammenfassen, die in den gleichen Transmittersystemen wirken. Diese werden definiert über bestimmte chemische Botenstoffe – die Transmitter –, die für die Signalübertragung innerhalb deines Nervensystems und für das normale Funktionieren deines Gehirns zuständig sind.

Fünf Botenstoffe sind in Zusammenhang mit Antidepressiva bedeutsam: Noradrenalin, Serotonin und Dopamin beeinflussen wahrscheinlich die erwünschte Wirkung der Antidepressiva. Acetylcholin und Histamin sind die Hauptverantwortlichen für die unerwünschten Wirkungen. Diese Transmittersysteme genauer zu erklären, würde zu weit führen, deshalb nenne ich hier nur jeweils ein grob vereinfachtes Stichwort zu jedem System:

- **Noradrenalin und Adrenalin** haben etwas mit der Stressregulation zu tun und beeinflussen das Aktivitätsniveau.
- **Serotonin** wird mit Glücksgefühlen in Verbindung gebracht.
- **Dopamin** findet sich im Belohnungssystem, also in denjenigen Nervenzellen, die wahrscheinlich dafür verantwortlich sind, dass wir etwas als positiv oder negativ bewerten.
- **Acetylcholin** ist der Hauptüberträger im vegetativen Nervensystem, also im willentlich nicht beeinflussbaren Nervensystem, das die Funktionen der inneren Organe steuert.
- **Histamin** ist z. B. an der Regulation von Entzündungsreaktionen und des Schlaf-Wach-Rhythmus beteiligt. Bekannt ist es in Zusammenhang mit Allergien, aber auch mit Müdigkeit.

Trizyklische Antidepressiva (TZA)

Die ersten Antidepressiva, die seit Ende der 1950er-Jahre entwickelt wurden, nennt man aufgrund ihrer chemischen Struktur trizyklische Antidepressiva, kurz TZA, oder mittlerweile auch klassische Antidepressiva. Sie wirken sowohl im Noradrenalin- als auch im Serotoninsystem, manche im Dopaminsystem. Die meisten negativen Nebenwirkungen durch TZA resultieren aus ihrer Wirkung auf das Acetylcholin- und Histaminsystem.

Häufige Nebenwirkungen sind beispielsweise: Mundtrockenheit, Verstopfung, Probleme beim Wasserlassen, Beeinträchtigungen des Sehens (beim Wechsel zwischen Hell und Dunkel), vermehrtes Schwitzen, Müdigkeit, Gewichtszunahme (verbunden mit dem Risiko, Diabetes zu entwickeln), Abnahme von sexueller Lust und Potenz.

Seltenere, aber teilweise gravierende Nebenwirkungen – vor allem bei hoher Dosierung – sind: Zittern, Unruhe, Kreislaufprobleme, Störungen der Erregungsleitung am Herzen mit der Gefahr von Herzrhythmusstörungen, Verminderung der weißen Blutkörperchen (was zu einer gestörten Immunfunktion und Infektabwehr führen kann), Hautausschlag und Wassereinlagerungen.

Trizyklische Antidepressiva können zu Tagesmüdigkeit führen.

Trizyklische Antidepressiva wirken besonders gut bei Patienten mit Schlafstörungen, die bei Depressionen sehr häufig vorhanden sind. Gleichzeitig ist dies leider auch das Hauptproblem für eine ambulante Behandlung, da TZA bei abendlicher Einnahme noch am nächsten Tag die Wachheit und damit Fahrtüchtigkeit beeinträchtigen können.

Selektive Serotonin-Wiederaufnahmehemmer (SSRI)

Danach wurden Medikamente entwickelt, die spezifisch im Serotoninsystem wirken und auch Selektive Serotonin-Rückaufnahme-Hemmer genannt werden (engl. = *selective serotonine reuptake inhibitors,* SSRI). Grob vereinfacht erklärt man sich die Wirkung dieser Antidepressiva dadurch, dass die Botenstoffe – hier speziell das Serotonin – länger ihre Wirkung auf die weiteren Nervenzellen entfalten können. Dies erreicht man, indem deren Wiederaufnahme in die Nervenzelle, von der das Serotonin ausgeschüttet wurde, verhindert wird.

Damit verbunden sind im Vergleich zu den trizyklischen Antidepressiva deutlich weniger Nebenwirkungen: Im Vordergrund stehen zu Behandlungsbeginn (wenn man mit zu hohen Dosen anfängt) Übelkeit, Durchfall und Kopfschmerzen. Die Behauptung, dass es unter SSRI nicht zu einer Gewichtszunahme kommt, trifft leider nicht für alle Patienten zu. Manche bekommen Heißhungerattacken auf Schokolade oder andere Süßigkeiten, wodurch dann doch Übergewicht entstehen kann.

Manche Patienten klagen unter SSRI über ein mangelndes Bedürfnis nach Sexualität und über Potenzprobleme. Ganz selten (ich habe es in der Praxis noch nie erlebt) kommt es zu einer gravierenden Nebenwirkung, dem sogenannten Serotoninsyndrom. Es kann mit schwerwiegenden Organschäden und Bewusstlosigkeit einhergehen und muss auf einer Intensivstation behandelt werden.

Vorteil der Selektiven Serotonin-Wiederaufnahmehemmer: Sie machen nicht müde und sind für die ambulante Behandlung erste Wahl. SSRI-Wirkstoffe sind beispielsweise Escitalopram (Cipralex), Fluoxetin (Fluctin) oder Sertralin (Zoloft).

Monoaminoxidasehemmer (MAO)

Relativ bald nach Entwicklung der trizyklischen Antidepressiva wurde ein Medikament gefunden, das ein bestimmtes Enzym in der Nervenzelle hemmt, die Monoaminoxidase (MAO). Es wird benötigt, um die Botenstoffe Noradrenalin, Serotonin und Dopamin wieder abzubauen. Eine Hemmung des Enzyms bewirkt also, dass die umgangssprachlich oft als Glücksbotenstoffe bezeichneten Stoffe länger wirken können.

Das ältere Medikament aus dieser Gruppe mit dem Wirkstoff Tranylcypromin wird heutzutage nur noch als Reservemedikament benutzt, wenn alle anderen Antidepressiva nicht ausreichend wirksam waren. Bei der Einnahme von Tranylcypromin muss nämlich eine Diät eingehalten werden, über die betreffende Patienten gut aufgeklärt sein müssen. Der Grund: Beim Verzehr von bestimmten Nahrungsmitteln (darunter z. B. Fertigprodukte, salzkonservierter und geräucherter Fisch, viele Käsesorten und Innereien) kann es zu Bluthochdruckkrisen kommen. Es handelt sich dabei zwar nicht um Grundnahrungsmittel, sodass die meisten Menschen relativ problemlos darauf verzichten können, aber Patienten, die dieses Medikament einnehmen, müssen zumindest Bescheid wissen.

Beim älteren MAO-Hemmer Tranylcypromin ist eine Diät einzuhalten, um Nebenwirkungen zu vermeiden.

Ein neuerer Wirkstoff aus der Gruppe der MAOs, Moclobemid (Aurorix), hat insgesamt relativ wenige Nebenwirkungen wie etwa Schlafstörungen und Unruhe, gelegentlich auch Kopfschmerzen. Darüber hinaus gibt es häufig verschriebene Wirkstoffe wie Venlafaxin (Trevilor), Mirtazapin (Remergil), Bupropion (Elontril) oder Agomelatin (Valdoxan), die den drei genannten Gruppen nicht zugeordnet werden können. Ihre Wirkung und was beim Absetzen zu beachten ist: ab Seite 168.

Eine schwierige Entscheidung

Letzten Endes bedeutet die Frage, ob ich ein Antidepressivum einnehme oder nicht, immer ein Abwägen von möglichem Nutzen gegenüber möglichem Schaden. Diese Bilanz sieht für die meisten Antidepressiva nicht besonders gut aus: Das Einzige, was hier manchmal weiterhilft, ist die Erfahrung des Arztes, der das Antidepressivum verschreibt. Deswegen ist es grundsätzlich sinnvoll, die Frage einer Einnahme immer ausführlich mit dem behandelnden Arzt zu diskutieren. Und das ist in der Regel nicht der Hausarzt, sondern der Psychiater oder Arzt für Psychotherapeutische Medizin. Aber auch der kann sich mit seiner Erfahrung irren.

Du entscheidest, ob und welches Antidepressivum du einnimmst. Der Arzt ist nur dein Berater.

Das bedeutet für dich, dass du als Patienten auf jeden Fall die Entscheidung mittragen musst: Wie viele oder welche Nachteile bist du bereit, mitzutragen – für die Hoffnung auf einen möglichen Nutzen?

Erinnere dich noch mal: Studien zufolge liegt ein möglicher Nutzen bei einer Wahrscheinlichkeit von 50 bis 75 Prozent, die Wahrscheinlichkeit für subjektiv unangenehme, aber objektiv harmlose Nebenwirkungen bei ungefähr 50 Prozent und die Wahrscheinlichkeit für gravierende Nebenwirkungen bei ein bis zwei Prozent. Würdest du dich in einen Flieger setzen, der eine Absturzwahrscheinlichkeit von bis zu zwei Prozent hat? Und der mit einer Wahrscheinlichkeit von 75 Prozent am Zielflughafen ankommt?

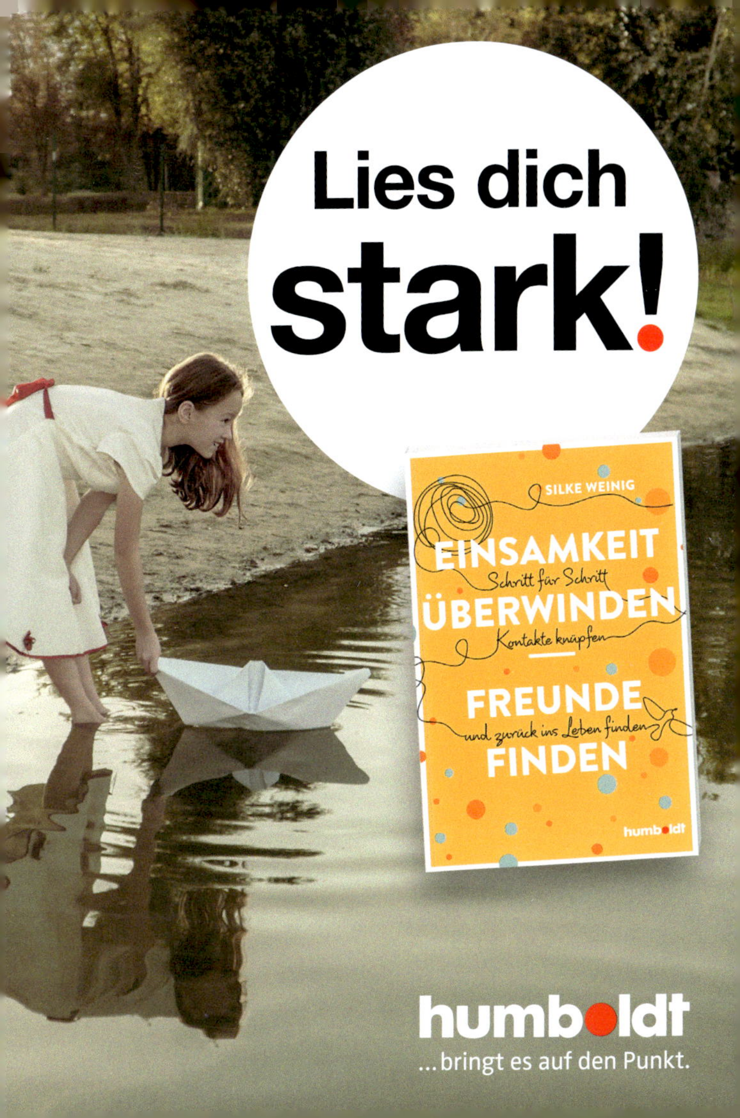

Lies dich
stark!
SILKE WEINIG
EINSAMKEIT
Schritt für Schritt
ÜBERWINDEN
Kontakte knüpfen
FREUNDE
und zurück ins Leben finden
FINDEN
humboldt
humboldt
...bringt es auf den Punkt.

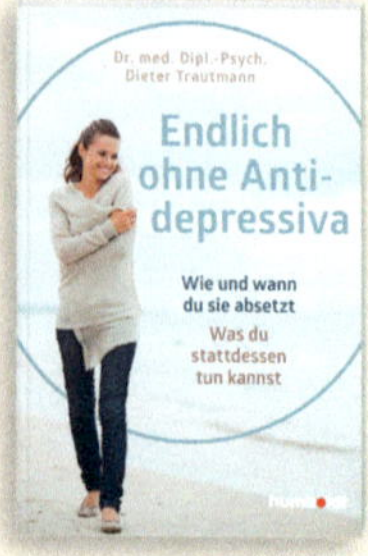

Dr. Dieter Trautmann

Endlich ohne Antidepressiva

- Für alle, die entscheiden wollen, ob sie Antidepressiva nehmen möchten – und für alle, die ihre Medikamente absetzen möchten oder nach Alternativen suchen
- Der Autor ist Psychotherapeut und Psychiater mit über 35 Jahren Erfahrung

176 Seiten
ISBN 978-3-8426-4238-6
€ 19,99 [D] · € 20,60 [A]

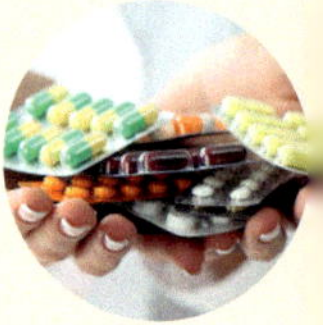

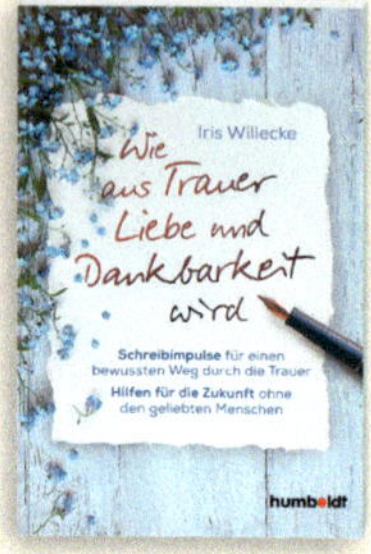

Iris Willecke

Wie aus Trauer Liebe und Dankbarkeit wird

- Mehr als ein Trauerratgeber: mit einem Fundus an Schreibimpulsen
- Ansätze, um Gefühle, Gedanken und Sorgen niederzuschreiben, zuzulassen und zu verarbeiten – basierend auf Erfahrungen aus Trauerbegleitungen und -gruppen

176 Seiten
ISBN 978-3-8426-4232-4
€ 19,99 [D] · € 20,60 [A]

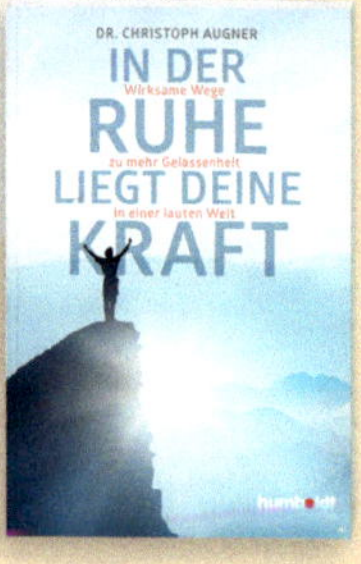

Dr. Christoph Augner

In der Ruhe liegt deine Kraft

- Für alle, die durch Stille zu mehr Wohlbefinden und Leistungsfähigkeit finden wollen

176 Seiten
ISBN 978-3-8426-3040-6
€ 19,99 [D] · € 20,60 [A]

Antidepressiva haben körperliche Folgen

Sich im eigenen Körper wieder wohlzufühlen, wird mit einer Einnahme von Antidepressiva oft nicht erreicht. Die älteren Antidepressiva machen häufig müde und antriebslos. Sie dämpfen insgesamt das emotionale System, sodass auch die kleinen Freuden des Alltags gar nicht mehr als solche empfunden werden. Sie sind keine Medikamente, die schlechte Gefühle wegmachen und gute Gefühle erzeugen. Sie führen insgesamt zu einer größeren Distanz zu jedem emotionalen Erleben.

Viele Antidepressiva steigern den Appetit und führen daher zu einer Gewichtszunahme. Selbst die neueren Wirkstoffe, die angeblich nicht dazu führen, bewirken bei etlichen Patienten, dass sie Heißhungerattacken auf Süßigkeiten entwickeln, was dann letztendlich doch wieder eine Gewichtszunahme bedeutet.

Auch die Mundtrockenheit, die ältere Antidepressiva fast immer erzeugen, wird subjektiv meist als sehr unangenehm erlebt. Die meisten Antidepressiva dämpfen zudem die Lust auf Sexualität und/oder führen zu sexuellen Funktionsstörungen.

„Ich kann mich nicht entscheiden"

Das, was Patienten meinen, wenn sie sagen, sie können sich nicht entscheiden, ist eigentlich: „Ich möchte mich bei dieser Entscheidung gut fühlen und sicher sein, dass die Entscheidung richtig ist." Das geht aber grundsätzlich bei schwierigen Entscheidungen nicht.

Zu dem Zeitpunkt, zu dem du die Entscheidung treffen musst, stehen auf beiden Seiten negative Konsequenzen im Vordergrund. In diesem Dilemma kann man sich nicht gut fühlen: Entscheidest du dich für die Einnahme eines Antidepressivums, kann es sein, dass das Medikament keinen positiven Effekt, aber unangenehme Nebenwirkungen hat. Entscheidest du dich dafür, kein Medikament einzunehmen, verzichtest du auf eine Chance für einen möglicherweise schnelleren positiven Effekt.

Ob eine Entscheidung richtig oder falsch ist, weiß man immer erst im Nachhinein. Es kann also zum Zeitpunkt der Entscheidung keine Sicherheit geben, dass man die richtige Entscheidung trifft. Andererseits kann man sich aber auch nicht *nicht* entscheiden. Wenn du keine Entscheidung triffst, triffst du auch eine. Kurz: Du kannst dich sehr wohl entscheiden, aber du kannst nicht verlangen, dass sich das gut anfühlt.

Bei einer schwierigen Entscheidung hat man nie die Sicherheit, dass es die richtige ist.

Etwas plakativer formuliert: Zu dem Zeitpunkt, zu dem man eine Entscheidung trifft, ist sie immer richtig, denn kein Mensch trifft absichtlich eine falsche Entscheidung. Zu dem Zeitpunkt, an dem die Konsequenzen der Entscheidung spürbar werden, ist sie fast immer falsch. Es gibt nur ganz selten Entscheidungen, die ausschließlich positive Konsequenzen haben bzw. mit solchen Entscheidungen hat man von vornherein kein Problem. Das liegt daran, dass du die Alternative, für die du dich nicht entschieden hast, immer als die bessere Wahl phantasieren kannst, denn du erlebst ja nicht deren möglicherweise negativen Konsequenzen.

Bei einer Entscheidung, die nur positive Konsequenzen hat, kann man sich höchstens für die etwas weniger positive „falsch" entscheiden, was nicht weiter schlimm ist. Am einfachsten sind Entscheidungen zwischen einer Alternative, die klar positiv ist, und einer Alternative, die klar negativ ist. Bei einer Entscheidung, bei der beide Alternativen negativ sein können, ist die Frage, was „richtig“ ist, unsinnig.

Wenn aber die Situation unerträglich ist

Depressiv zu reagieren auf eine deprimierende Situation, ist keine Krankheit! Natürlich kann man versuchen, sich eine schwierige Situation mithilfe der Antidepressiva erträglicher zu machen, aber sie können natürlich nicht die deprimierenden Situationsbedingungen ändern – das kannst du nur selbst tun!

Die meisten meiner Patienten mit der Diagnose Depression befinden sich in einer solchen deprimierenden Situation: Sie sind arbeitslos und haben finanzielle Probleme. Oder sie haben Arbeitsbedingungen, die eigentlich menschenunwürdig sind.

Ich habe beispielsweise eine Patientin, die alleinerziehend ist und Vollzeit arbeiten muss. Es wäre problemlos möglich, die Arbeitszeiten so einzurichten, dass die Patientin Beruf und Muttersein gut auf die Reihe bekommt. Ihr Chef nutzt aber seine Macht aus und schreibt Arbeitszeiten vor, mit denen es ihr nicht möglich ist, Beruf und Mutterrolle gut zu verbinden.

Zweites Beispiel: Die Coronapandemie hat gezeigt, dass man viele Jobs auch von zuhause aus erledigen kann. Ich habe einen Patienten, der seine komplette Arbeit aus dem Homeoffice heraus erledigen könnte. Stattdessen zwingt ihn sein Chef dazu, täglich eine Fahrzeit von insgesamt etwa zwei Stunden auf sich zu nehmen. Diese Zeit würde er eigentlich gerne nutzen, um sich sportlich zu betätigen und damit etwas für seine Gesundheit – und so für seine Arbeitsfähigkeit zu tun.

Andere haben Probleme mit dem Partner, würden sich gerne trennen, trauen sich aber nicht mit Blick auf all die möglichen Konsequenzen, die das nach sich ziehen kann. Sie haben Probleme mit körperlichen Beschwerden, die sich medizinisch nicht (einfach) lösen lassen und so weiter.

Du kannst deine Situation verändern, verlassen oder akzeptieren.

Natürlich möchten alle Menschen, dass es ihnen gut geht und vielleicht sogar, dass sie glücklich sind. Aber wie viele haben überhaupt die Chance dazu, wenn sie unter Bedingungen leben bzw. leben müssen, die das kaum zulassen?

Ein weiteres Beispiel: Ein ca. 55-jähriger Mann wurde von seinen Freunden zu mir in Therapie geschickt, weil sie der Meinung waren, dass die Trauer des Mannes um seinen Sohn, den er 25-jährig bei einem Motorradunfall verloren hatte, nach mehr als einem Jahr endlich mal zu Ende sein sollte. Die Therapie bestand aus drei Gesprächen, in denen ich dem Mann vermitteln konnte, dass Trauer ein individueller Prozess ist, der bei jedem unterschiedlich lange dauert. Und dass er sehr wohl das Recht hat, auch nach mehr als einem Jahr noch zu trauern.

Du wirst vielleicht sagen, Trauer und Depression, das ist doch nicht dasselbe. Völlig richtig! Aber die Trauer dieses Mannes hatte weitreichende Auswirkungen auf sein gesamtes Leben. Früher spielte er z.B. gerne Akkordeon, was er ganz eingestellt hat. Er traf sich auch gerne mit Freunden, was für ihn jetzt eher anstrengend ist, als dass es Spaß macht. Er ging gerne zur Arbeit, weil er ein kleines Vermögen erarbeiten wollte, das er dann an seinen Sohn vererben kann. Diesen Sinn seiner Arbeit gab es jetzt aber nicht mehr.

In diesem Fall ein Antidepressivum zu verordnen, wäre völlig unsinnig. Trauer ist ein Prozess, der einfach seine Zeit braucht. Ich sehe es geradezu als Behandlungsfehler an, wenn man versucht, Trauer mit einem Medikament zu dämpfen. Nur wenn ein Trauerprozess emotional durchlebt wird, wird er auch im Laufe der Zeit immer weniger belastend sein.

Das betrifft nicht nur den Verlust von geliebten Menschen. Ich habe mehrere Patienten, die über den Verlust eines Haustieres viele Monate getrauert haben, weil sie mit dem Tier viele schöne Erinnerungen verbanden oder es ihnen in schwierigen Zeiten zur Seite gestanden hatte.

Die veränderte Lebenssituation akzeptieren

Da sagt es sich so einfach: Das musst du akzeptieren. Wie geht das denn genau? Theoretisch bedeutet akzeptieren, eine Sache neutral zu sehen. Wie kann man eine Situation neutral sehen, die nicht veränderbar ist, und die man selbst als schlimm bewertet?

Immer dann, wenn man den Satz hört: „Das musst du akzeptieren!", ist völlig klar, dass es sich um eine negative Situation handelt. Also kann man diese doch gar nicht neutral sehen. Akzeptieren bedeutet demnach, sich den Konflikt zwischen verschiedenen Persönlichkeitsanteilen bewusst zu machen: Dem Anteil, der die Situation so nicht will, und einem anderen Anteil, der die Situation will – in dem Sinne, dass man sie eben nicht verändern kann.

Mehr zum Persönlichkeitsmodell findest du ab Seite 117.

Hans, Mitte 50, war über viele Jahre der Versorger der Familie und ein treuer Ehemann. Er war mit seinem Beruf und seiner Familie (zwei Töchter, 18 und 20 Jahre) zufrieden. Sie hatten ein eigenes Haus, es war finanziell alles abgesichert. Dann kamen zwei Ereignisse im gleichen Jahr, die sein Leben völlig verändern sollten: Sein Arbeitgeber fusionierte mit einer anderen Firma, sodass sich seine bisherige Tätigkeit grundlegend veränderte. Viele Dinge, die ihm bisher Spaß gemacht hatten, fielen nun komplett weg. Der Fahrweg zu seinem Arbeitsplatz änderte sich zudem von einer Kurzstrecke zu einer Entfernung von ca. 80 Kilometern. Wenig später erklärte ihm seine Frau, dass sie sich von ihm trennen möchte.

Diesem Patienten habe ich zeitweise ein Antidepressivum verordnet, weil er fast nicht mehr schlafen konnte. Mit der Einnahme war aber nicht die Idee verbunden, dass er dadurch besser mit der veränderten Lebensperspektive zurechtkommt. Daran arbeiten wir jetzt seit etwa zwei Jahren psychotherapeutisch.

Es geht nicht nur darum, dass Hans lernen muss, seine neue Lebenssituation zu akzeptieren. Diese Lebensveränderungen haben auch Kindheitserfahrungen zum Vorschein gebracht, die er über viele Jahre gut kompensiert hatte: Er hatte in der Kindheit viel Verunsicherung erfahren. Seinem Vater konnte er nie etwas recht machen. Deshalb hat er sich sein Leben so eingerichtet, dass es möglichst viel Sicherheit beinhaltet und vermeintlich vorhersehbar ist: ein sicher geglaubter Arbeitsplatz, die heile Familie und eine finanzielle Absicherung fürs Alter.

Dies alles ist jetzt plötzlich infrage gestellt, die bisherigen Bewältigungsmechanismen funktionieren nicht mehr. Soll Hans diese Situation neutral sehen? Nein, es gibt ganz klar denjenigen Persönlichkeitsanteil, der sagt, so habe ich mir mein Leben nicht vorgestellt. Es gibt aber auch einen anderen Anteil, der denkt: Ich kann beide Ereignisse nicht verändern: die neuen Bedingungen im Job und die Trennung von meiner Frau. Aber ich kann lernen, mit dieser veränderten Situation umzugehen.

„Wenn ich die richtigen Tabletten in der richtigen Dosierung lange genug einnehme, wird alles wieder gut, ohne dass ich selbst etwas dafür tun muss, um an meiner Lebenssituation etwas zu verändern.“ Wenn Antidepressiva aufgrund dieser Vorstellung eingenommen oder verordnet werden, sind sie eher schädlich als nützlich. Ich weiß, das sagt sich oft leicht: Die Lebenssituation verändern. Für die meisten deprimierenden Lebenssituationen gibt es keine Lösung, die sich sofort gut anfühlt. Wenn Antidepressiva aber „helfen“ sollen, eine unerträgliche Situation länger auszuhalten, dann halte ich sie für schädlich. Denn manchmal verpasst man dadurch den optimalen Zeitpunkt, um – bildhaft gesprochen – von dem Zug doch noch abzuspringen, der auf den Abgrund zurast.

Antidepressiva schaden, wenn sie verhindern, dass notwendige Veränderung geschieht.

Ich hatte einen 48-jährigen Patienten, der mit seiner Arbeitssituation äußerst unzufrieden war. Die Einnahme von 150 mg Venlafaxin täglich – einem neueren Antidepressivum mit relativ wenigen Nebenwirkungen bei den meisten Patienten – bewirkte für diesen Patienten, dass er die Situation einigermaßen erträglich erlebte. Diese spitzte sich aber im Laufe der Jahre immer mehr zu. Mit 55 Jahren musste er stationär behandelt werden. Die Medikamenteneinnahme hatte in diesem Fall also mehr geschadet. Viele Jahre waren zudem verstrichen, in denen man notwendige Veränderungen psychotherapeutisch hätte erarbeiten können.

Wenn es gar keine Depression ist

Antidepressiva sind auch dann schädlich, wenn die Diagnosen, für die sie prinzipiell hilfreich sein könnten, gar nicht zutreffen. Ich hatte bereits erwähnt, dass sie auch bei Zwangsstörungen, Angststörungen, bestimmten Essstörungen und bei chronischen Schmerzen hilfreich sein können. Es gibt aber seltene psychische Erkrankungen, die auf den ersten Blick einer Depression ähneln. Da diese aber sowohl medikamentös als auch psychotherapeutisch völlig anders behandelt werden müssen, können Antidepressiva keinen positiven Effekt bewirken. Sie können aber Schaden in Form von Nebenwirkungen anrichten.

Das besonders Prekäre an dieser Situation ist: Da die Antidepressiva nicht wirken, werden sie immer höher dosiert, was lediglich die Nebenwirkungen verschlimmert. Wenn du den Eindruck hast, dass genau dies bei dir der Fall sein könnte – es sich also um eine ganz andere Störung handeln könnte –, dann solltest du dir weitere Meinungen von mehreren Fachleuten einholen.

Angststörung Ich finde es problematisch, überhaupt von Angststörung zu sprechen, da Angst das überlebenswichtigste Gefühl darstellt, das wir Menschen haben. Hinter dem Begriff der Angststörung steht der Wunsch der Patienten, den leider auch viele Therapeuten übernehmen: „Die Angst muss weg!"

Es gibt eine Therapierichtung, Rational-Emotive Verhaltenstherapie (REVT) genannt, die eine wichtige Unterscheidung von zwei Arten der Angst vornimmt: Es gibt einmal die Angst, dass einem etwas zustoßen könnte (Ich-Angst). Und es gibt die Angst, dass eine Situation unangenehm sein könnte (engl. = *discomfort anxiety*). Bei dieser zweiten Art von Angst geht es also gar nicht wirklich um die Angst, dass etwas Schlimmes passieren könnte. Es geht um die mangelnde Bereitschaft, eine unangenehme Situation auszuhalten. Diese Art der Angst steht bei den meisten Angststörungen im Vordergrund – die fehlende Bereitschaft, auch unangenehme Situationen zu akzeptieren. Wie das geht, kannst du aber erlernen!

Zwangsstörungen Von Zwangsstörungen spricht man dann, wenn die betroffenen Patienten Handlungen ausführen müssen, die sie selbst als unsinnig oder übertrieben ansehen, aber nicht unterlassen können, weil sie sonst in einen unerträglichen Spannungszustand geraten. Relativ häufige Zwänge sind Kontroll- und Waschzwänge.

Gerade bei den Zwangshandlungen geht es häufig gar nicht darum, dass etwas Schlimmes passieren würde, wenn man sie nicht ausführt, sondern um das unangenehme Gefühl, das die Patienten dann verspüren, wenn sie die Zwangshandlung unterlassen.

Wenn sie starke Nebenwirkungen haben

Antidepressiva sind auch dann schädlich, wenn die Nebenwirkungen ganz im Vordergrund stehen – bei kaum erkennbarer positiver Wirkung. Viele Patienten – und leider auch viele Kollegen – halten trotzdem oftmals über Jahre in der oft unbegründeten Hoffnung an einer Medikation fest, diese müsse doch irgendwann mal wirken.

Bei manchen der neueren Antidepressiva ist es geradezu ein Nachteil, dass sie kaum oder gar keine Nebenwirkungen haben. Dann werden sie manchmal über Jahre hinweg eingenommen, ohne durch Absetzversuche immer wieder zu überprüfen, ob die Einnahme überhaupt noch etwas bewirkt. Stattdessen wird häufig die Dosis immer weiter erhöht oder es werden Kombinationen von Antidepressiva bzw. auch mit anderen Psychopharmaka vorgenommen. Oftmals ist es dann kaum noch möglich zu entscheiden, welches Medikament eigentlich was bewirkt.

Von Psychiatern wird häufig die Formulierung verwendet, dass man einen Patienten auf ein bestimmtes Medikament „einstellt“. Das mag bei Bluthochdruck oder Diabetes gehen, nicht aber bei einer psychischen Störung. Man sollte deswegen bitte nicht ewig lange auf einer Dosis eines bestimmten Medikamentes bleiben, wenn es keinen eindeutig positiven Effekt hat.

Gerade beim Absetzen ist es oft schwierig zu unterscheiden, ob die Symptome, die dabei auftreten können, ein Zeichen dafür sind, dass die Antidepressiva noch benötigt werden. Oder ob es einfach Absetzphänomene des jeweiligen Antidepressivums sind (siehe Seite 165).

Die zweckmäßige Behandlung mit Antidepressiva

Der Name Antidepressivum ist eigentlich nicht zutreffend, denn mittlerweile werden nicht nur depressive Störungen damit behandelt, sondern wie erwähnt auch Angststörungen, Zwangsstörungen, Essstörungen und chronische Schmerzen. Es sind also keine Medikamente, die spezifisch an einer depressiven Stimmung etwas verändern. Sie fördern die Fähigkeit, grundsätzlich mehr Kontrolle über Handlungsimpulse ausüben zu können. Das kann man aber auch lernen, ohne die Hilfe von Medikamenten!

Lernen ist aber etwas, das Zeit und ganz viel Übung braucht. Es ist daher durchaus vertretbar, für eine gewisse Zeit – bei chronischen Schmerzen oftmals länger – ein Medikament zu verordnen. Leider weiß man als Psychiater im individuellen Fall nie, welches der etwa 20 verschiedenen Antidepressiva, die sich derzeit auf dem Markt befinden, dem konkreten Patienten am ehesten hilft und am wenigsten schadet. Insofern ist es immer ein gewisses Rumprobieren, vor allem darf man sich keine ganz schnellen Erfolge erwarten.

Antidepressiva helfen, Impulse besser zu kontrollieren.

Andererseits stimmt es nach meiner Erfahrung nicht, was in vielen Lehrbüchern steht und auch von vielen Kollegen behauptet wird. Demnach braucht ein Antidepressivum immer mindestens 14 Tage, bevor es wirken kann. Ich habe bei manchen Patienten bereits nach wenigen Tagen eine positive Wirkung gesehen. Das kann natürlich auch am Placeboeffekt liegen, was wiederum egal ist, wenn es wirkt.

DER PLACEBOEFFEKT

Bei fast allen Medikamenten gibt es einen Placeboeffekt. Das bedeutet, dass es nicht der Wirkstoff ist, der etwas Positives bewirkt, sondern einfach eine Medikamenteneinnahme an sich: Auch Tabletten, die keinen Wirkstoff beinhalten, man nennt sie *Placebos* (lat. = ich werde gefallen), zeigen in etwa 30 Prozent der Fälle eine positive Wirkung.

Sinnvolle Dosierung

Antidepressiva verändern die Balance von mehreren Überträgerstoffen im Gehirn. Man kann also nicht einfach sagen: Irgendein Stoff fehlt dem Gehirn, und den müssen wir ihm jetzt geben. Man muss stattdessen – mit viel Geduld! – beobachten, was sich bei jeder Änderung der Dosierung eines Antidepressivums verändert. Dazu ist es sinnvoll, bei jedem Medikament mit ganz niedrigen Dosen anzufangen und dann langsam zu steigern. Das macht man so lange, bis

- der Patient einen positiven Effekt feststellt oder
- die Dosierung ohne das Auftreten positiver Effekte ausgereizt ist oder
- negative Effekte im Vordergrund stehen. Dann muss man das Antidepressivum wechseln.

Es macht keinen Sinn, über längere Zeit ein Antidepressivum einzunehmen, was entweder keinen eindeutig positiven Effekt hat oder Nebenwirkungen macht, die zum Teil die Depression noch verschlimmern. Besonders bei Frauen ist die häufig zu beobachtende Gewichtszunahme ein großes Problem.

Es ist nicht erforderlich, auch wenn es in vielen Lehrbüchern steht und oft empfohlen wird, dass man mit der Dosierung jeweils bis zum Maximum gehen muss. Hat man das richtige Medikament erwischt, reichen oftmals schon sehr kleine Dosierungen aus, um einen positiven Effekt zu erzielen.

Ich bevorzuge daher die Gabe von Antidepressiva in Tropfenform, weil man hier mit niedrigen Dosen anfangen und dann in ganz kleinen Schritten steigern kann. Das ist auch deswegen von Vorteil, weil bei jedem Menschen die Empfindlichkeit gegenüber Medikamenten anders ist. Das betrifft sowohl die positiven Wirkungen als auch Nebenwirkungen.

Es gibt hochsensible Menschen, die bereits auf äußerst geringe Dosen reagieren. Bei anderen wiederum kann man tatsächlich bis zur Maximaldosierung gehen, ohne dass es zu gravierenden Nebenwirkungen kommt. Durch ein langsames Eindosieren in Tropfenform lässt sich die individuelle Verträglichkeit herausfinden, um Nebenwirkungen zu vermeiden.

Beim richtigen Medikament reichen oft schon sehr geringe Dosierungen.

An einem konkreten Beispiel zeige ich dir, was ich genau mit langsam eindosieren meine: Ich benutze gerne den Wirkstoff Escitalopram, ein Selektiver Serotonin-Wiederaufnahmehemmer (siehe Seite 41). Da er nicht müde macht, nimmt man ihn am besten zum Frühstück ein. Man beginnt am ersten Tag mit einem Tropfen, es folgen zwei Tage mit jeweils zwei Tropfen, danach drei Tage mit jeweils drei Tropfen. Manche Patienten merken bei dieser Dosierung bereits einen positiven Effekt. Danach kann man langsam weiter steigern: Man nimmt vier Tage lang vier Tropfen, fünf Tage lang fünf Tropfen und so weiter. Das Eindosieren erfolgt so lange, bis der Patient das Gefühl hat, dass die Dosierung jetzt so passt. Ja, du hast richtig gelesen: *Dein* Gefühl, dass es passt, ist das entscheidende Kriterium – nicht irgendeine vorgegebene Dosierung, die der Arzt für richtig hält.

Hat man das richtige Medikament in der richtigen Dosierung gefunden, bleibt man üblicherweise für längere Zeit (z. B. sechs Monate) darauf, bis es dem betreffenden Patienten wieder richtig gut geht. Dann muss man das Antidepressivum sehr langsam wieder absetzen. Ich empfehle meinen Patienten, dass sie dabei zunächst einmal in der Woche eine etwas geringere Dosis nehmen.

Wenn sie dadurch keinen Unterschied feststellen können, nehmen wir einen zweiten Tag in der Woche dazu und so weiter. Du kannst dir vorstellen, dass diese gesamte Prozedur viele Monate in Anspruch nehmen kann.

Deshalb finde ich es so wichtig, dass man sich am Anfang der Behandlung und für die grundsätzliche Entscheidung „Nehme ich überhaupt ein Medikament oder nicht?“ ausreichend Zeit lässt. Dazu solltest du dir auch ausreichend Informationen einholen. Denn ein Antidepressivum nur wenige Wochen zu nehmen, um es dann wieder abzusetzen, weil man es sich anders überlegt hat, ist unsinnig. Damit geht man auch das Risiko von Nebenwirkungen ein, während ein positiver Effekt gar nicht erst einsetzen konnte.

Dosierung in der stationären Behandlung

Dieses geschilderte langsame Vorgehen der Eindosierung kann man sich in der stationären Behandlung eigentlich gar nicht leisten. Die stationäre Behandlung einer depressiven Störung sollte aus Krankenkassensicht ungefähr sechs Wochen dauern. Mit meinem Vorgehen bin ich nach sechs Wochen bei den meisten Präparaten noch weit von der Höchstdosis entfernt.

Aber erst wenn die Höchstdosis mindestens zwei Wochen eingenommen worden ist, ohne dass man eine positive Wirkung erkennen kann, ist mit einiger Sicherheit davon auszugehen, dass das betreffende Medikament für diesen Patienten nicht geeignet ist. Dann müsste man auf ein anderes Präparat wechseln und die ganze Prozedur von vorne beginnen. Diese Zeit haben Klinikärzte nicht.

In der stationären Behandlung ist man daher gezwungen, bereits mit höheren Dosen zu beginnen und diese relativ rasch zu steigern. Das führt aber in vielen Fällen dazu, dass vermehrt unerwünschte Wirkungen eintreten. Bei den Patienten wird dadurch eine Abneigung gegen ein bestimmtes Medikament erzeugt, das bei langsamer Eindosierung vielleicht geholfen hätte.

Hinzu kommt folgende paradoxe Situation: Für viele Patienten ist die Klinikbehandlung eine unmittelbare Entlastung, weil sie (endlich) raus aus ihrer Situation sind, die sie überfordert. Sie müssen sich um nichts kümmern – das entlastet viele enorm. Und möglicherweise bräuchten sie dann gar keine Medikation. Meine Erfahrung ist: Fast immer reicht eine ambulante Behandlung bei einer depressiven Störung völlig aus. Die stationäre Behandlung ist nur dann sinnvoll und notwendig, wenn der Patient akut aus einer Belastungssituation heraus muss oder akut suizidgefährdet ist.

Fast immer reicht eine ambulante Behandlung völlig aus.

Letztlich entscheidest du

Das Wichtigste ist aber: Du entscheidest, ob du überhaupt ein Medikament nimmst oder nicht, welches und in welcher Dosierung. Dafür ist es erforderlich, dass dein Arzt die Einnahme eines Antidepressivums intensiv mit dir bespricht. Und: Du solltest dir Zeit lassen für diese Entscheidung, denn es ist in der Regel eine Entscheidung für grob geschätzt mindestens ein Jahr.

Die Entscheidung für die Einnahme eines Antidepressivums ist eine Enscheidung für mindestens ein Jahr.

Wann ein Präparat gewechselt werden sollte

Ein häufiger Fehler in der Behandlung ist, dass zu lange an einem Präparat festgehalten wird, obwohl es keine eindeutig positiven Effekte hat oder Nebenwirkungen auftreten. Das ist sinnlos!

Es ist grundsätzlich wie schon mehrfach erwähnt nicht vorhersehbar, ob ein bestimmtes Antidepressivum bei einem Patienten etwas nutzt oder nicht bzw. ob Nebenwirkungen auftreten oder nicht. Nur dann, wenn ein Medikament gut vertragen wird, macht es Sinn, bis zur Höchstdosis zu steigern, falls sich nicht schon vorher ein deutlich positiver Effekt einstellt. Dann, nach etwa zwei Wochen Höchstdosis, kann beurteilt werden, ob jetzt ein positiver Effekt da ist oder nicht. Ein Fehler ist es aber auch, zu früh und zu oft das Präparat aufgrund angeblich mangelnder Wirkung zu wechseln, wenn es nicht bis zur maximalen Dosis gesteigert wurde – vorausgesetzt es wird ohne Nebenwirkungen vertragen.

Der Einfluss auf die Fahrtüchtigkeit ist ein wichtiges Auswahlkriterium in der ambulanten Behandlung.

Der Vorteil der neueren Antidepressiva ist, dass sie die Fahrtüchtigkeit nicht beeinträchtigen. Umgekehrt ist das einer der Hauptgründe, warum klassische Antidepressiva im ambulanten Bereich für viele nicht infrage kommen: weil sie eben die Fahrtüchtigkeit beeinträchtigen können.

Zu diesem Problem noch eine Warnung: Jemand, der schwer depressiv ist und sich deshalb vielleicht schlecht konzentrieren kann, ist möglicherweise weniger fahrtüchtig als jemand, der mit einem Antidepressivum behandelt wird, das sich positiv auf seine Depression auswirkt.

Kommt es allerdings zu einem Unfall, gehört zu den ersten Fragen der Versicherungen: „Nehmen Sie Medikamente ein?“ Wenn du jetzt angeben musst, dass du ein Antidepressivum einnimmst, bei dem im Beipackzettel steht, dass es die Fahrtüchtigkeit beeinträchtigen kann, hast du es schwer, im Versicherungsfall gut zu argumentieren.

Also ist mein Rat: Als Autofahrer solltest du kein Antidepressivum einnehmen, das die Fahrtüchtigkeit – wenn auch nur theoretisch – beeinflussen kann. Wenn dir aber genau ein solches Antidepressivum hilft, kannst du beispielsweise beim ADAC einen Vigilanztest machen. Damit weist du nach, dass du trotz Medikamenteneinnahme eine normale Konzentrations- und Reaktionsfähigkeit besitzt.

Ein weiterer Aspekt sind die bei depressiven Menschen oft vorkommenden Schlafstörungen, die von den neueren Präparaten nicht unbedingt positiv beeinflusst werden. In diesen Fällen kann man zusätzlich ein trizyklisches Antidepressivum dazugeben, um den Schlaf zu verbessern. Ich bevorzuge in der Praxis diejenigen, die es in Tropfenform gibt, das sind beispielsweise Trimipramin (Stangyl), Amitriptylin (Saroten) und Doxepin (Aponal). Ich habe viele Patienten, die abends mit zwei oder drei Tropfen zu einem wesentlich besseren Schlaf kommen. Es gibt aber auch Patienten, die acht bis zehn Tropfen benötigen.

Wenn man am nächsten Morgen das Gefühl hat, nur mit Mühe aus dem Bett zu kommen, dann war die Dosierung zu hoch, die optimale Dosis muss jeder selbst herausfinden. In der genannten niedrigen Dosierung treten die typischen Nebenwirkungen klassischer Antidepressiva nicht auf.

Bei Schlafstörungen sind die älteren Antidepressiva besser geeignet.

Wichtig ist, dass du deinem Arzt wirklich alle Veränderungen mitteilst – sowohl positive als auch negative –, die in Zusammenhang mit deiner Medikamenteneinnahme auftreten.

Ich hatte gerade eine Patientin, die über ein unerträgliches Zittern unter dem von mir verordneten Medikament berichtete. Sie erzählte, sie habe dieses Zittern schon seit Wochen, könne es aber jetzt nicht mehr aushalten. Da ich davon nichts wusste, dachte ich in dieser Zeit, sie verträgt das Medikament problemlos. Die Patientin wiederum dachte, sie müsse die Nebenwirkung nun mal aushalten. Nachdem sie mir von den negativen Wirkungen berichtet hatte, haben wir abrupt auf ein ähnlich wirkendes Präparat gewechselt. Mit dem in diesem Fall sinnvollen Wechsel auf ein anderes Präparat war auch das unangenehme Zittern weg.

Wenn Antidepressiva nicht helfen

Dass Antidepressiva häufig nicht helfen, hängt auch damit zusammen, dass psychotherapeutische Maßnahmen nicht ausreichend genutzt werden, denn die allermeisten depressiven Störungen sind wie beschrieben nicht wirklich biologisch bedingt. Es ist also nicht so, dass ein Botenstoff im Gehirn fehlt oder in zu niedriger Konzentration vorhanden ist.

Wenn eine Depression durch eine unbefriedigende Lebenssituation bedingt ist, dann ist auch klar, dass eine Medikamenteneinnahme alleine daran nichts verändern wird. Manchmal können die Medikamente zwar zu mehr Elan verhelfen, um dann fähig zu sein, etwas in seinem Leben zu verändern. Aber auch das gelingt nicht immer.

Es gibt in den meisten Fällen keinen Grund, warum man auf jeden Fall ein Antidepressivum nehmen sollte. Man kann ausprobieren, ob es etwas hilft, aber es gibt dafür keine Garantie. Wenn man für dich nicht das geeignete Antidepressivum findet, das dir hilft und gut vertragen wird, dann ist es wichtig, nicht aufzugeben! Es sind wie gesagt etwa 20 Präparate auf dem Markt. Da ist mit Sicherheit eines dabei, das auch für dich passt.

Antidepressiva beseitigen nicht deine Probleme in Lebenssituatonen, die es aktiv zu verändern gilt.

Passen heißt aber nicht, dass das Medikament deine Probleme beseitigt, die im realen Leben die Depression verursachen. Antidepressiva können dir eine gewisse Zeit helfen, eine schwierige Situation besser zu überstehen. Wichtiger aber ist es, die Dinge in deinem Leben nachhaltig zu verändern, die zur Depression geführt haben oder sie aufrechterhalten. Dabei soll Teil 2 dieses Ratgebers eine Hilfe sein.

Medikamentöse Alternative

Wenn man unbedingt auf eine zusätzliche medikamentöse Behandlung setzen will, dann empfiehlt sich folgendes Vorgehen: Ich habe bisher nur von chemischen Antidepressiva gesprochen, weil bei diesen das Verhältnis von positiver Wirkung zu möglichen negativen Nebenwirkungen bei vielen Präparaten nicht besonders gut ist. Es gibt auch ein pflanzliches Antidepressivum, das wissenschaftlich gut untersucht ist und das ich dir hier kurz vorstellen möchte: das Johanniskraut (Hypericum perforatum L.). Präparate, die sich in Studien als ähnlich gut wirksam wie die chemischen Antidepressiva erwiesen haben, enthalten 900 mg Johanniskraut.

Johanniskraut ist ein wirksames Antidepressivum.

Da Johanniskraut in der genannten Dosierung ein wirksames Medikament ist, muss es auch vom Arzt verordnet werden. Es gibt in Deutschland zwei Präparate, die wissenschaftlich gut untersucht sind: Laif und Neuroplant. Beide sind gleich gut wirksam und unterscheiden sich auch sonst nicht wesentlich.

Niedriger dosierte Präparate, die man im Drogeriemarkt oder Reformhaus z. B. in Form von Tees erhält, haben eine sehr geringe Wahrscheinlichkeit, dass sie etwas helfen. Johanniskraut hat aber generell den Vorteil, dass man es vom ersten Tag an in der vollen Dosis einnehmen kann. Wenn es nach vier Wochen keinerlei Effekt hat, kann man es sofort wieder absetzen, was ebenfalls keinerlei Probleme macht. Johanniskraut sollte nicht mit anderen Medikamenten kombiniert werden.

Manche Patienten, die sich über Johanniskraut informieren, haben Sorge, dass sie durch eine Einnahme im Sommer eine Sonnenallergie bekommen könnten. Das tritt aber eigentlich nur bei Kühen in Australien auf, die etwa zehn Kilogramm Johanniskraut jeden Tag vertilgen. Ich habe selbst vor etlichen Jahren eine Studie durchgeführt, in der Johanniskraut in der Wirksamkeit mit Placebo verglichen werden sollte. Die Studie wurde doppelblind durchgeführt, das bedeutet, weder ich noch der Patient wusste, ob er Johanniskraut einnimmt oder Placebo. Die Tabletten sahen völlig gleich aus. Es gab in dieser Studie einen Patienten, bei dem eine Sonnenallergie auftrat. Wie sich später herausstellte, hatte er Placebo erhalten.

Zusammenfassung

Eine Depression ist nie nur mit Medikamenten zu behandeln, selbst diejenige nicht, von der man annimmt, dass sie sehr stark genetisch bedingt ist. Sie können manchmal unterstützen, aber es geht immer um ein Abwägen zwischen: Was ist der mögliche Nutzen im Verhältnis zum möglichen Schaden? Antidepressiva machen grundsätzlich nur dann Sinn, wenn sie in ein Gesamtbehandlungskonzept eingebunden sind, in dem sie einer von vielen verschiedenen Therapiebausteinen sind. Wenn eine Depression durch eine unbefriedigende Lebenssituation verursacht ist, wird eine Medikamenteneinnahme alleine daran nichts verändern – du kannst aber deine Situation verändern und die Fähigkeiten, die du dazu brauchst, erlernen.

DAS SIND DIE ALTERNATIVEN

Es gibt grundsätzlich Veränderungsmöglichkeiten in fünf Bereichen. Schritte dazu möchte ich dir in diesem Teil ausführlich darstellen. So kannst du für dich individuelle Ansatzpunkte finden, was du tun kannst, wenn du dich dafür entschieden hast, kein Antidepressivum zu nehmen. Vielleicht möchtest du auch das Medikament absetzen, das du jetzt noch nimmst.

Veränderungsmöglichkeiten in fünf Bereichen

Im Prinzip handelt es sich dabei um Techniken, die ich auch in der Psychotherapie anwende. Mit etwas Übung kannst du dir diese Techniken mithilfe dieses Buches aber durchaus auch selbst beibringen. Du kannst

- erstens versuchen, an deiner unbefriedigenden Lebenssituation etwas zu verändern.
- Zweitens kannst du lernen, alte, eingefahrene Denkmuster zu verändern.
- Drittens kannst du lernen, dein Verhalten zu ändern, sodass sich dadurch auch etwas an deinen Gefühlen verändert.
- Dann geht es viertens darum, dass du deinem Körper etwas Gutes tust.

- Schließlich kannst du dir fünftens klar machen, wie du mit anderen Menschen umgehen kannst, damit sie dir das geben, was du wirklich brauchst.

1. Deine unbefriedigende Lebenssituation verändern

Ich bin in den 1980er-Jahren Verhaltenstherapeut geworden, weil die Verhaltenstherapie damals eine Gegenrichtung zur Psychoanalyse war. Die Psychoanalyse ging davon aus, dass die Probleme der Patienten immer in der Kindheit entstanden sind. Die Verhaltenstherapie, kurz VT, hat es dagegen abgelehnt, überhaupt von psychischen Krankheiten zu sprechen. Sie hielt stattdessen die Situationsbedingungen für viel wichtiger bei der Depressionsentstehung. Und dieser Meinung bin ich noch heute. Die meisten meiner Patienten, bei denen eine Depression festgestellt wurde, haben schwierige und belastende Lebensbedingungen – und keine Krankheit. Die Aufgabe in der Therapie ist es, Fähigkeiten beizubringen, die benötigt werden, um an diesen Lebensbedingungen dauerhaft etwas zu verändern.

Neue Fähigkeiten erlernen

So ist damals die Verhaltenstherapie, die die Lerntheorien als Grundlage hat, angetreten: „Lerne neue Fähigkeiten, die dich in die Lage versetzen, deine Situationsbedingungen zu verändern.“ Das sagt sich so einfach – und ist in der Realität oft so schwierig. Ein Gebet, das dem US-amerikanischen Theologen Reinhold Niebuhr (1892–1971) zugeschrieben wird, lautet: „Herr, gib mir die Kraft, die Dinge zu verändern, die ich verändern kann, die Gelassenheit, die Dinge zu akzeptieren, die ich nicht verändern kann, und die Weisheit, das eine vom anderen zu unterscheiden.“

Wie du die Gelassenheit erreichst, Dinge zu akzeptieren, die du nicht verändern kannst, zeige ich dir ab Seite 93. Jetzt geht es zunächst um die Fähigkeiten, die neu zu erlernen sind, bevor du mit ihrer Hilfe deine Situationsbedingungen dauerhaft verändern kannst. Die einzelnen Schritte dafür sind:

- Schritt 1: Probleme neu definieren und effektiv lösen
- Schritt 2: Realistische Ziele definieren
- Schritt 3: Sich selbst Mut machen
- Schritt 4: Überwinden der Hoffnungslosigkeit

So funktioniert die Persönlichkeit des Menschen

Bevor wir diese Schritte angehen, möchte ich dir noch erklären, wie aus meiner Sicht unsere Persönlichkeit eigentlich funktioniert. Danach wird die Beschäftigung mit der eigentlichen Frage dieses Kapitels: „Wie verändere ich meine unbefriedigende Lebenssituation?“, leichter fallen.

Man kann sich die Persönlichkeit eines Menschen so vorstellen, dass diese aus vielen Einzelpersönlichkeiten besteht. Manche sind eher biologisch bzw. genetisch bedingt und beeinflussen unser grundlegendes Temperament, ob wir also z. B. gerne unter Menschen sind oder lieber alleine. Andere sind durch unsere Erziehung entstanden, je früher dies passiert ist, umso unbewusster und emotionaler sind diese Persönlichkeitsanteile. Andere Anteile sind später hinzugekommen, z. B. durch die verschiedenen Rollen, die wir in Beruf und Familie einnehmen.

Bei vielen Menschen hängt es sehr von der äußeren Situation ab, mit welchem all dieser Persönlichkeitsanteile sie reagieren. Das ist dann hilfreich, wenn schnell gehandelt werden muss. Häufig ist es aber ein Automatismus, der nicht notwendig wäre, wenn wir gelernt hätten, mit inneren und äußeren Konflikten anders umzugehen. Um das zu erklären, muss ich etwas weiter ausholen.

Wahrnehmung ist subjektiv

Die meisten Menschen gehen davon aus, dass das, was sie wahr-nehmen, auch wahr ist. Unsere Wahrnehmung wird aber von vielen Faktoren beeinflusst, hauptsächlich von der Fähigkeit unserer Sinnesorgane. Aber auch Motive, Bedürfnisse oder die aktuellen Gefühle beeinflussen die Wahrnehmung. Ein Beispiel: Wenn ich durch die Stadt gehe und Hunger habe, nehme ich wahrscheinlich eher Bäckereien, Metzgereien und Restaurants wahr, als wenn ich satt bin.

Um ein Gefühl von Sicherheit zu haben, müssen wir unserer Wahrnehmung glauben, sonst wären wir ständig völlig verunsichert. Auf dieser Ebene können wir unser Denken also kaum verändern. Aber es wäre prinzipiell möglich.

Grundsätzlich die Möglichkeit mit einzubeziehen, dass unsere Wahrnehmung auch falsch sein könnte, könnte in manchen Situationen hilfreich sein. Ich sehe das oft in der Paartherapie. Da wird häufig darüber gestritten, dass der andere etwas gesagt haben soll, was dieser heftig bestreitet. Hier wird also über eine richtige oder falsche Wahrnehmung gestritten, was lediglich zur Verunsicherung auf beiden Seiten führt. Denn natürlich ist jeder davon überzeugt, dass seine Wahrnehmung die einzig mögliche und damit die richtige ist.

Unsere Wahrnehmung ist keine 1:1-Abbildung der Realität.

Wahrnehmungen können aber unterschiedlich interpretiert werden. Wenn auf dem Fußballplatz im Strafraum ein Spieler zu Fall kommt, interpretieren die Fans der einen Mannschaft das ganz klar als

Foul, das mit Elfmeter geahndet werden muss. Die Fans der anderen Mannschaft interpretieren, dass das eine Schwalbe und damit ein vorgetäuschtes Foul war.

Menschen mit einer gesunden Ich-Stärke sind in der Lage, beide Interpretationsmöglichkeiten gelten zu lassen. Deine Ich-Stärke beschreibt die Dynamik deiner Persönlichkeit: die Fähigkeit, mindestens zwei Persönlichkeitsanteile mit ihren unterschiedlichen und sich eventuell widersprechenden Gefühlen und Bedürfnissen wahrnehmen zu können. Auf dieser Basis können Menschen mit einer guten Ich-Stärke eine bewusste Entscheidung treffen, nach welchem Persönlichkeitsanteil sie in der Situation handeln möchten.

Wie man zu mehr Ich-Stärke kommt, erkläre ich später (siehe Seite 95). Der Schiedsrichter muss allerdings eine Entscheidung treffen, indem er die Situation bewertet. Dies kann er mittlerweile entweder dadurch tun, dass er sich die Videoaufnahmen anschaut und dann entscheidet, wie es wirklich war. Oder er muss, wenn es diese Möglichkeit nicht gibt, aus seiner Wahrnehmung heraus die Situation interpretieren und eine Bewertung vornehmen: entweder Elfmeter oder Gelbe Karte wegen einer vermeintlichen Schwalbe.

Auf der Interpretationsebene sind also Diskussionen möglich hinsichtlich der Frage, welche Interpretation die richtigere ist. Auf der Wahrnehmungsebene kann man nur feststellen, dass der andere die Situation anders wahrnimmt als ich. Auf der Bewertungsebene kann man zwar diskutieren, hier gibt es aber kein Richtig oder Falsch.

Dazu noch ein Beispiel aus der Paartherapie: Wenn die Frau ihren Mann fragt: „Hast du den Müll schon rausgebracht?“, kann der Mann dies einfach als Informationsfrage interpretieren und mit Ja oder Nein beantworten. Er kann die Frage seiner Frau aber auch als Vorwurf interpretieren: „Ich hätte schon längst den Müll rausbringen sollen“, um darauf womöglich verärgert zu reagieren.

Jetzt also noch mal theoretisch: Unser Denken könnte prinzipiell verändert werden auf der Ebene der Wahrnehmung, der Ebene der Interpretation oder der Ebene der Bewertung. Auf der Ebene der Wahrnehmung ist es schwierig, weil diese so unmittelbar geschieht.

Ein schönes Beispiel sind optische Täuschungen (Abbildung 1). Selbst wenn wir wissen, weil wir es nachmessen können, dass beide Linien gleich lang sind, können wir nicht verhindern, dass wir die eine Linie als länger wahrnehmen. Wo wir leichter etwas ändern können, ist also die Ebene der Interpretationen und Bewertungen.

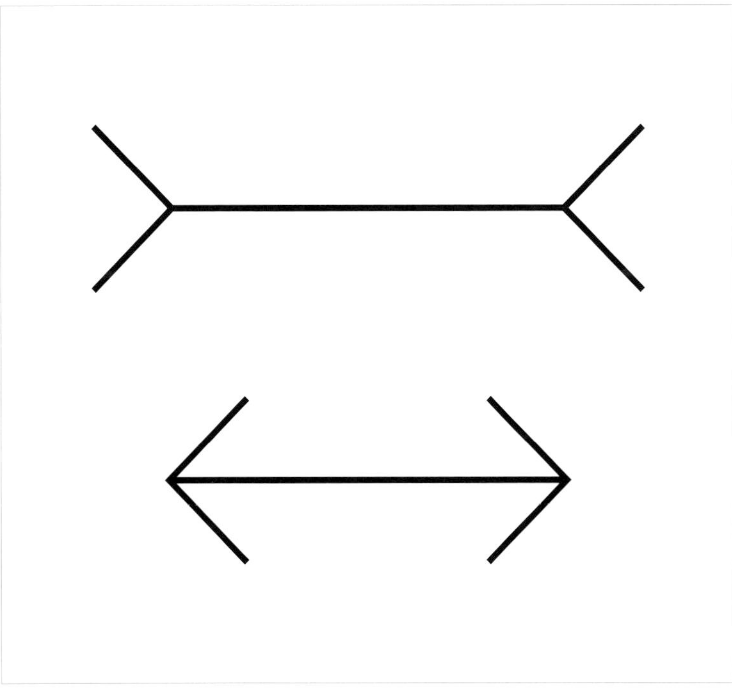

Abbildung 1: optische Täuschung

Auf der Interpretationsebene etwas zu verändern, bedeutet aber zunächst einmal, dass man die Fähigkeit haben muss, einen Konflikt zumindest für eine gewisse Zeit auszuhalten. Damit tun sich viele Menschen schwer, weil sie Friede, Freude, Eierkuchen auch in ihrem Hirn haben möchten. Und Konflikte stören da die Harmonie.

Auf der Interpretationsebene sind Diskussionen möglich, auf der Wahrnehmungsebene nicht.

Wenn man aber mal genauer nachdenkt, haben wir ständig Konflikte. Wenn ich jetzt an diesem Buch schreibe, will ich das einerseits. Es gibt aber auch Persönlichkeitsanteile in mir, die sich vorstellen könnten, jetzt etwas zu tun, was (noch mehr) Spaß macht, z. B. mit Freunden im Biergarten zu sitzen.

Dies bedeutet, wenn ich diesen Konflikt beseitigen möchte, dann muss ich eine Bewertung vornehmen: Was ist mir im Moment wichtiger: zu schreiben oder im Biergarten zu sitzen? Für Bewertungen gibt es kein Richtig oder Falsch. Sie sind völlig willkürlich und müssen mit der Realität nichts zu tun haben. Sie müssen nur in sich stimmig sein, das Verhältnis der Bewertungen zueinander sollte sinnvoll sein.

Stell dir vor, dass wir eine Bewertungsskala von null bis 100 in unserem Kopf haben. Null steht für gar nicht schlimm und die 100 für das Schlimmste, was du dir vorstellen kannst. Gemessen an dieser Skala wäre es wahrscheinlich nicht vernünftig, wenn ich einen Autounfall, bei dem es lediglich zu Blechschaden gekommen ist, mit 80 Prozent bewerte und einen Autounfall, bei dem ich anschließend querschnittsgelähmt bin, mit 90 Prozent.

Eigentlich haben wir – oder sollten wir haben – ein Schlimmheitsthermometer im Kopf, das aus drei Anzeigemöglichkeiten besteht:

zunächst eine emotionale. Diese zeigt z. B. an, was jetzt gerade passiert, ist wahnsinnig schlimm. Dem sollten wir ein rationales Thermometer gegenüberstellen, auf dem aufgelistet ist, was uns tatsächlich schon Schlimmes im Leben passiert ist oder noch passieren könnte. Da man aber nicht in jeder Situation rational denken kann und sollte, findet man durch eine Verbindung zwischen dem emotionalen und rationalen Schlimmheitsthermometer das realistische.

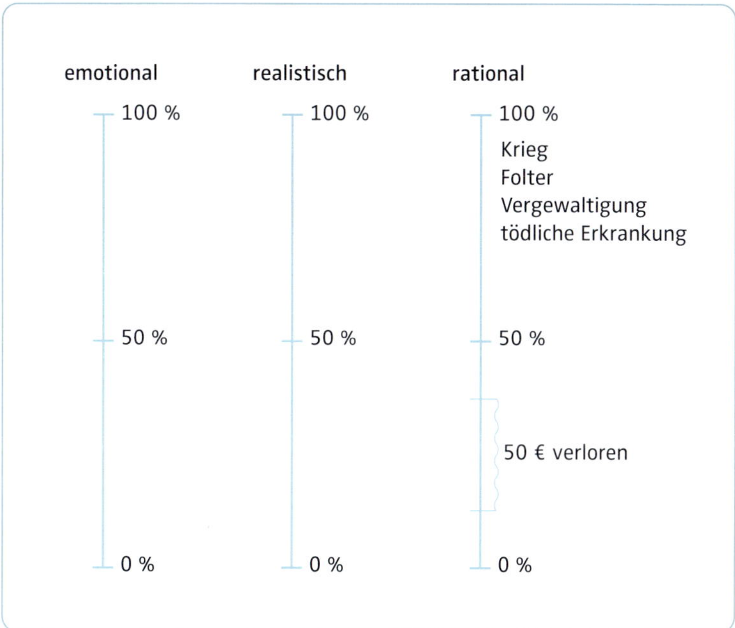

Abbildung 2: Die Schlimmheitsthermometer

Nehmen wir das Beispiel vom Fußball: Wenn deine Mannschaft heute verloren hat, findest du das auf der emotionalen Skala möglicherweise wahnsinnig schlimm, weil sie vielleicht aus der jetzigen Liga absteigt. Auf der rationalen Skala wäre dieses Ereignis aber ganz weit unten.

Jetzt macht es aber keinen Sinn, alles rational zu sehen, denn dann könnte man sich für so etwas Unwichtiges wie Fußball ja gar nicht mehr begeistern. Wenn du es also nicht als die schlimmste Katastrophe ansehen möchtest, dass dein Club jetzt absteigt, kannst du die emotionale mit der rationalen Skala mithilfe einer kleinen Skizze (Abbildung 2) verbinden und realistisch einschätzen, dass diese Situation für dich jetzt zu 50 Prozent schlimm ist – und eben keine einhundertprozentige Vollkatastrophe.

Erstelle jetzt deine eigene rationale Schlimmheitsskala, indem du für jeden Zehnerschritt eine Situation hinschreibst, die für das betreffende Ausmaß von schlimm typisch wäre. Es müssen sehr individuelle Situationen sein, weil es auf deine konkrete Lebenssituation insgesamt ankommt, also was du persönlich – auch auf der rationalen Skala – als wirklich schlimm bewertest. Auf meiner persönlichen rationalen Schlimmheitsskala steht beispielsweise ganz weit oben, wenn meinem Sohn etwas Schlimmes passieren würde. Wenn du keine Kinder hast, kann solch eine Situation auf deiner Skala natürlich gar nicht vorkommen.

Unabhängig davon gibt es immer auch einige Ereignisse, die wahrscheinlich bei jedem Menschen ganz oben auf der Schlimmheitsskala stehen, deswegen habe ich sie in Abbildung 2 bereits eingetragen: Krieg, Folter, Vergewaltigung oder eine tödliche Erkrankung. Je weiter man auf der Skala nach unten geht, umso individueller wird sie.

Was hast du nun von dieser Übung? In vielen Situationen drängen sich uns Interpretationen und Bewertungen auf, die mit emotionalen Schemata zusammenhängen, die in der Kindheit entstanden sind. Mithilfe der Schlimmheitsskala können wir dem jetzt aber

Interpretationen und Bewertungen können verändert werden.

alternative Interpretationen dagegensetzen und neu bewerten, nach welcher Interpretation wir uns verhalten möchten.

Auf diese Weise kann bereits viel emotionale Belastung genommen werden – alleine über das Wissen, wie unsere Persönlichkeit eigentlich funktioniert.

Fähigkeiten, die helfen, Situationsbedingungen zu ändern

Das eigentliche Thema dieses Kapitels ist die Frage: Wie kann ich meine unbefriedigende Lebenssituation ändern?“ Oder anders ausgedrückt: „Wie verändere ich meine Situationsbedingungen?“

Was Veränderungen entgegensteht, sind oft Gefühle von Hilf- und Hoffnungslosigkeit. Das bedeutet, wir müssen uns zunächst damit beschäftigen, wie du die Hilflosigkeit beseitigen kannst. Hilflosigkeit entsteht immer durch eine falsche Problemdefinition.

Beispiel: Wenn mir mein Auto auf der Landstraße kaputtgeht und ich definiere als Problem: „Mein Auto ist kaputt!“, dann bin ich hilflos, weil ich keine Ahnung mehr habe, wie man die modernen Autos heutzutage selbst reparieren kann. Ich kann das Problem aber umdefinieren in: „Wo kriege ich jemanden her, der mein Auto abschleppt oder repariert?“ In der Regel habe ich auch ein Handy dabei, um denjenigen anzurufen, die Hilflosigkeit ist damit sofort weg. Das Problem besteht zwar noch (das Auto ist kaputt), aber durch die neue Definition ist das Gefühl der Hilflosigkeit weg, wodurch ich das Problem sinnvoll lösen kann.

Die folgenden Schritte erläutern im Detail, was notwendig ist, um Hilflosigkeit zu beseitigen.

Schritt 1: Probleme neu definieren und effektiv lösen Im genannten Beispiel war die alternative Problemdefinition einfach. Bei den Problemen, die Menschen meist depressiv machen, ist es oft viel komplizierter. Sorry, was jetzt kommt, riecht nach Arbeit, aber Psychotherapie ist – wie bereits erwähnt – keine Zauberei, sondern tatsächlich harte Arbeit. Also, um ein Problem neu zu definieren, kannst du so vorgehen:

- Das Problem wird zunächst in einem möglichst kurzen Satz beschrieben. In dem Beispiel war das: „Das Auto ist kaputt."
- Dann wird dasjenige Wort, das unklar definiert ist, weiter konkretisiert, um zu überprüfen, ob daraus immer noch Hilflosigkeit resultiert oder nicht. „Kaputt" ist zu unkonkret. Also formuliere ich um zu: „Ich weiß nicht, warum mein Auto nicht fährt." Jetzt wird klarer, dass nicht das Auto das Problem ist, sondern ich. Damit wird ebenfalls deutlich, dass ich jemanden brauche, der mir hilft. Auf diese Weise komme ich zu der oben genannten Umformulierung des Problems. Sollte der neue Satz immer noch emotional hilflos machen, dann sind immer noch ein oder mehrere Wörter zu unkonkret.
- Der Satz muss so lange umformuliert werden, bis sich aus der Problemformulierung praktisch automatisch eine Lösung ergibt, die dich wieder handlungsfähig macht.

Ich mache es noch mal an einem typischen Problem vieler depressiver Menschen deutlich:

„Das Leben hat keinen Sinn." Wenn dies das Problem wäre, dann müsste man eine philosophische Diskussion darüber führen, was grundsätzlich der Sinn des Lebens ist. Das ist aber meistens nicht damit gemeint, wenn ein Mensch diesen Satz äußert. Sondern er meint seine eigene Situation:

„**Mein** Leben macht keinen Sinn.“ Diese Umformulierung macht deutlich, dass es hier nicht um eine philosophische Diskussion grundsätzlich geht, sondern um das konkrete Leben eines konkreten Menschen. Dann stellt sich aber immer noch die Frage, ob sein Leben schon immer keinen Sinn gemacht hat und auch keine Chance mehr besteht, dass es jemals wieder Sinn bekommt. Vielleicht bezieht sich diese Einschätzung aber auch auf die aktuelle Lebenssituation. Dann müsste die nächste Umformulierung beispielsweise lauten:

„**Mein Leben, so wie es derzeit ist**, macht keinen Sinn.“ Dann hat man zumindest einen Anhaltspunkt, dass sich irgendwann, zu einem bestimmten Zeitpunkt, etwas im Leben verändert hat, was jetzt zu dieser Einschätzung führt. Dann ist aber immer noch die Frage, ob es hier wirklich um den „Sinn“ des Lebens geht oder eigentlich etwas ganz anderes gemeint ist, z. B.:

„Mein Leben, so wie es derzeit ist, macht keinen **Spaß**.“ Diese Umformulierung würde zu der Frage führen: „Was kann ich dafür tun, dass mir mein Leben wieder mehr Spaß macht?“ Möglicherweise ist durch die Beschäftigung mit dieser Frage auch die Hilf- und Hoffnungslosigkeit weg. Oder man überlegt weiter, was genau mit „Spaß“ gemeint ist oder – doch eher wieder philosophisch – ob das Leben in allen Phasen „Spaß“ machen muss. So gibt es für jeden von uns immer wieder schwierige Lebensphasen, in denen es nur darum geht, sich zu fragen: „Wie kann ich diese Situation besser überstehen?“ Die Betonung liegt also darauf, was ich selbst dafür tun kann.

Da die Sache mit der Problemdefinition nicht so ganz einfach zu verstehen ist, führe ich noch ein Beispiel an, das ich mit einem 25-jährigen Patienten einmal erarbeitet habe:

Therapeut: Was ist Ihr Problem?
Patient: Die Sucht.
Therapeut: Dann muss die Sucht weg, aber wie. Können Sie konkreter sagen, in welcher Situation die Sucht ein Problem ist?
Patient: Wenn ich abends alleine in meiner dunklen Souterrainwohnung sitze und nichts mit mir anzufangen weiß, kommt der Gedanke, ich könnte doch zur Tanke gehen und mir ein paar Bier holen.

Daraus ergeben sich mehrere Lösungsansätze, die zwar nicht alle unmittelbar umsetzbar sind, die aber klarmachen, dass das ursprünglich genannte Problem „Sucht" eigentlich aus mehreren Einzelproblemen besteht, die zu bearbeiten sind:

- *Der Patient ist abends offenbar zu oft alleine.*
- *Er fühlt sich in seiner Wohnung nicht wohl, da sie sehr dunkel ist.*
- *Er weiß mit sich alleine nichts anzufangen.*
- *Als Lösung fällt ihm nur Alkohol ein.*
- *Er wohnt zu nahe an einer Tankstelle, sodass die Zeit vom Gedanken an das Bier bis zur Umsetzung, Bier zu kaufen, sehr kurz ist.*

Ich möchte dir noch ein anderes Beispiel vorstellen, bei dem die Lösung noch weniger einfach war. Ich beschreibe dir die Situation wieder in einem kurzen Dialog, der in einer konkreten Therapiesituation mit einer Patientin stattfand (Mitte 40, zwei Söhne: 18 und 14 Jahre):

Patientin: Ich bin unzufrieden mit der Partnerschaft.
Therapeut: Möchten Sie zufriedener werden?
Patientin: Nein, ich möchte, dass er sich ändert.
Therapeut: Was genau soll er ändern?
Patientin: Sich!

Diese Aussage kam ganz spontan und überzeugend. Und es ist klar, dass diese Problemdefinition zu Hilflosigkeit führen muss, weil die Patientin selbst nichts dafür tun kann, dass sich ihr Mann grundlegend in seiner Persönlichkeit verändert. Daher muss die Problemdefinition eher lauten: Wie komme ich aus dieser Situation heraus? Oder was kann ich tun, damit bei einer Trennung möglichst alle Beteiligten wenig Schaden nehmen?

Was hier die Hilflosigkeit auslöst, ist also die Suche nach einer guten Lösung für eine Situation, in der es gar keine gute Lösung geben kann. Womit wir beim nächsten Problem wären: Die meisten von uns haben nicht gelernt, in dieser Form Probleme zu lösen. Selbst bei komplexen Problemen erwarten wir, dass wir spontan auf die Lösung kommen.

Die meisten Menschen haben nicht gelernt, schwierige Probleme zu lösen.

Es wäre deswegen eine gute Übung für dich, wenn du mal bei möglichst vielen Problemen in deinem Leben systematisch Problemlösen übst, so wie ich es oben beschrieben habe:

- Problem in einem möglichst kurzen Satz schriftlich formulieren,
- unklare Begriffe so lange konkretisieren, bis sich aus der Problemformulierung quasi von selbst die Lösung ergibt.

Schritt 2: Realistische Ziele definieren An dieser Stelle kommt ein psychologisches Problem hinzu, das ich bei vielen Patienten sehe: Sie suchen stets nach einer guten Lösung für ein Problem, für das es gar keine gute Lösung gibt – und das trifft leider auf die meisten gravierenden Probleme im Leben zu. Jeder von uns hat mehr oder weniger stark ausgeprägt den Wunsch in sich: „Alles soll gut sein." Wie realistisch ist aber dieses Ziel?

Wenn ich bei meinen Patienten genauer nachfrage, was denn emotional wirklich mit diesem Wunsch gemeint ist, stellt sich meist heraus: Das „sein" in diesem Satz bedeutet eigentlich: „Ich hätte gerne, dass in meiner Vergangenheit alles gut gewesen ist, dass jetzt alles gut ist und die Sicherheit, dass auch in Zukunft alles gut ist." Mit „alles" ist wirklich alles (100 Prozent) gemeint. Hinter dieser Haltung steckt ein kindliches Schwarz-Weiß-Denken: Wenn nicht alles gut ist, dann ist alles schlecht.

Die meisten Persönlichkeitsanteile, die uns im Erwachsenenleben Probleme machen, stammen aus der (frühen) Kindheit. In den ersten sechs Lebensjahren müssen die Eltern ihren Kindern in erster Linie ein Gefühl von Sicherheit vermitteln. Das geht aber nur über klare Schwarz-Weiß-Schemata.

Man sagt dem Kind ganz klar, was richtig und was falsch, was gut oder schlecht oder böse ist. Wenn Kinder diese Sicherheit erlebt haben, sind sie als Erwachsene viel leichter in der Lage, auch in Zwischentönen zu denken und zu fühlen. Wenn du dir noch einmal klarmachst, dass ungefähr 75 Prozent der Menschen mit depressiven Störungen in der Kindheit traumatisiert worden sind, dann wird auch deutlich, dass sie das Gefühl von Sicherheit nicht erlebt haben.

Aus erwachsener Sicht müsste man sich eigentlich eine Skala von null Prozent (schlecht) bis 100 Prozent (gut) vorstellen. Letztlich befinden wir uns immer irgendwo im Graubereich auf dieser Skala. Für diesen Graubereich haben wir aber kaum Begriffe in unserer Sprache.

Häufig sagen wir: „Es geht so“ oder „Es geht mir ziemlich schlecht“. Wenn du von diesem Schwarz-Weiß-Denken wegkommen möchtest, könntest du dein aktuelles Befinden auf der genannten Skala von null bis 100 Prozent einschätzen, um dann beispielsweise zu sagen: „Heute geht es mir zu 30 Prozent schlecht.“

Ich weiß, das hört sich etwas ungewöhnlich an, aber wir haben in unserer Sprache einfach zu wenige Möglichkeiten, unsere Gefühlszustände differenziert zu beschreiben. Eskimos, die selbst lieber Inuit genannt werden wollen, verfügen angeblich über ungefähr 30 unterschiedliche Wörter, um die Farbe Weiß exakt zu beschreiben. Das ist für sie extrem wichtig, um die verschiedenen Arten von Schnee unterscheiden zu können. Wir haben dagegen oft nur ein paar wenige Worte, vor allem um Gefühle unterscheiden zu können oder um auszudrücken, wie es uns wirklich geht.

Ich frage meine Patienten meistens, was sie denn glauben, was für ein Gefühl entstehen würde, wenn tatsächlich mal alles gut wäre. Dann kommen oft Antworten wie: „Dann wäre ich glücklich oder zumindest zufrieden.“ Manche meinen auch, dass dann Langeweile entstehen würde.

Tatsächlich würde ein Gefühl von Angst entstehen, nämlich die Angst davor, dass dieser Zustand wieder verloren gehen könnte. Aber dann ist ja wieder nicht alles gut, wenn dann die Angst da ist. Dieser Zustand, dass alles gut ist, ist also schon theoretisch gar nicht möglich. Besonders problematisch bei dem Wunsch, dass alles gut sein soll, ist das Wörtchen „gut". Auch dieses Wort weist auf ein typisch kindliches Schwarz-Weiß-Denken hin.

Wenn ich meine Patienten befrage, was sie denn genau mit „gut" meinen, können sie es in der Regel nicht konkretisieren oder es kommt folgendes Wunschbild hervor: Viele sehen sich mit einem liebevollen Partner, zwei lieben Kindern und einem schönen Häuschen im Grünen.

Diese Wunschvorstellung ist häufig das Hindernis, wenn es um die Frage einer Trennung geht. Denn dann ist oft klar, dieser Wunsch kann jetzt nie mehr im Leben in Erfüllung gehen. Auch wenn ich einen neuen, liebevollen Partner finde, wird dieser nie der Vater oder die Mutter meiner bereits vorhandenen Kinder sein. Das wiederum bedeutet, wir werden nie die Familie sein, wie ich sie mir immer gewünscht habe.

Dieser Wunsch, dass alles gut sein soll, ist der häufigste Auslöser für Hilflosigkeit und für eine häufige Aussage von Patienten: „Ich kann keine Entscheidungen treffen."

Alles ist immer gut – das geht gar nicht!

Natürlich kann jeder Entscheidungen treffen, denn wenn man sich angeblich nicht entscheidet, entscheidet man sich ja auch. Was damit gemeint ist: „Ich möchte mich gut fühlen mit der Entscheidung und die Sicherheit haben, dass sie richtig ist." Das ist aber beides unmöglich!

Häufiges Beispiel ist die Frage, ob ich mich von meinem Partner trennen sollte, weil ich in dieser Beziehung unglücklich bin. Hier gibt es zwei grundsätzliche Varianten: In der Beziehung bleiben, was aber mit unglücklich sein verbunden ist, oder sich trennen, was in der Regel oftmals für längere Zeit mit massiven negativen

Konsequenzen verbunden ist. Natürlich kann die Entscheidung für eine Trennung irgendwann zu einem glücklicheren Zustand führen. Doch die meisten Trennungen, die ich als Therapeut miterlebt habe, führten zunächst zu einem jahrelangen Rosenkrieg.

WUNSCH UND WIRKLICHKEIT

Bitte verstehe mich nicht falsch: Es ist nichts verwerflich an dem Wunsch, dass alles gut sein soll. Wir brauchen diesen inneren Wunsch, weil er uns motiviert, unsere Situation zu verbessern. Es muss aber immer klar sein, dass es sich dabei um einen Zielzustand handelt, den wir nie erreichen können. Werde dir deswegen darüber klar, dass es auch für dein Problem sehr wahrscheinlich keine Lösung gibt, die nur positiv ist und sich bereits in dem Moment, in dem du deine Entscheidung triffst, nur gut anfühlt.

Es geht darum, immer nach jenen Lösungen zu suchen, die (etwas) weniger schlimm als die jetzige Situation sind. Lösungen, die in einem schrittweisen Prozess die Situation und damit auch die Gefühlswelt verändern können.

Beispiel: Eine meiner Patientinnen lebt in einer unerträglichen Wohnsituation, ihre Depression ist hauptsächlich darauf zurückzuführen. Natürlich sind daneben noch viele andere Probleme vorhanden: Sie hat keinen Partner, Probleme mit den erwachsenen Töchtern sowie eine chronische körperliche Erkrankung, die zu Erwerbsunfähigkeit und damit beschränkten finanziellen Mitteln geführt hat.

Sie teilte mir eines Tages freudestrahlend mit, dass sie endlich eine neue Wohnung gefunden habe. Die neue Wohnung ist allerdings weit entfernt von dem, wovon die Patientin als gute Lösung geträumt hatte. Sie suchte seit vielen Monaten intensiv im Internet nach einem Häuschen im Grünen, in dem sie mit ihren Hunden und Katzen in aller Ruhe leben kann. Das Häuschen sollte für sie finanzierbar sein. Ihr Traum war, ein Haus zu kaufen. Es sollte aber nicht zu renovierungsbedürftig sein, da sie aufgrund ihrer körperlichen Gebrechen nicht allzu viel selbst arbeiten kann.

Glücklich ist sie jetzt über eine Zwei-Zimmer-Wohnung am Rande einer mittelgroßen Stadt. Es gab also eine Lösung für ihr Wohnungsproblem, aber nicht die, bei der „alles gut" ist.

Was du aus dem Beispiel lernen kannst: Es macht schon Sinn, möglichst konkret zu formulieren, wie die Situation aussehen sollte, bei der alles gut für dich wäre. Das ist der Motivator, der dich antreibt, in diese Richtung zu gehen. Bei jedem Schritt in diese Richtung solltest du aber immer wieder überprüfen, ob du nicht auch schon mit dem zufrieden sein kannst, was du bisher erreicht hast.

Auch Lösungen, die nicht die Kriterien von „alles ist gut" erfüllen, können sich als positiv herausstellen.

Schritt 3: Sich selbst Mut machen Eine vierte Voraussetzung, um an den Situationsbedingungen etwas zu verändern: Veränderung braucht Mut! Viele Menschen möchten Sicherheit haben. An der grundlegenden Lebenssituation etwas zu verändern, bedeutet jedoch immer, sich auf Unsicherheit einzulassen.

Wenn ich an der jetzigen Arbeitsstelle oder bei dem jetzigen Partner bleibe, bin ich zwar unglücklich, aber ich habe eine gewisse Sicherheit. Wenn ich kündige oder mich trenne, entsteht zunächst ganz viel Unsicherheit. Dieser Unsicherheit muss man Mut entgegenstellen, damit ein Gefühl von (Selbst-)Vertrauen entsteht. Vertrauen und Sicherheit sind also nicht dasselbe.

Vertrauen bedeutet, trotz Unsicherheit den Mut aufzubringen, etwas in der Hoffnung zu tun, dass sich dadurch langfristig die Situation verbessert. Meistens bedeutet das auch eine Bereitschaft, erst einmal – zumindest zeitweise – eine Situation zu akzeptieren, die noch schlechter ist als die Situation, aus der man heraus möchte. Das ist aber nur dann akzeptabel, wenn man einen langfristigen Plan hat.

Damit wären wir wieder bei der ersten Frage: „Was kann ich gegen meine Hilflosigkeit tun?“ Es geht darum, nicht irgendetwas zu tun, damit man die Hilflosigkeit nicht mehr spürt. Es geht darum, das Problem relativ rational zu analysieren, um einen Lösungsweg zu finden, der langfristig mehr Lebensfreude verspricht.

Gerade bei gravierenden Lebensentscheidungen geht es um das Lösen komplexer Probleme – wie das geht, beschreibe ich dir am Beispiel der Frage: „Soll ich mich von meinem Partner trennen oder nicht?“

Lege dir zur Lösung dieses Problems bzw. für deine Entscheidungsfindung vier Blätter bereit, auf die du nach und nach Argumente für die Problemlösung schreibst, die jeweils zu folgenden Überschriften passen.

1. Was spricht dafür, bei dem Partner zu bleiben?
2. Was spricht dagegen, bei dem Partner zu bleiben?
3. Was spricht dafür, sich zu trennen?
4. Was spricht dagegen, sich zu trennen?

Die Argumente, die dafür sprechen, sich zu trennen (Frage 3), sind nämlich nicht automatisch identisch mit denjenigen, die dagegen sprechen, bei ihm zu bleiben (Frage 2). Gleiches gilt für die Argumente, die dafür sprechen, beim Partner zu bleiben (Frage 1) und diejenigen, die dagegen sprechen, sich zu trennen (Frage 4).

Ein Beispiel: Ein Argument, das für eine Trennung sprechen würde, könnte sein, dass du mit einem neuen Partner glücklicher werden könntest. Während es beispielsweise ein heftiges Argument dagegen wäre, bei dem Partner zu bleiben, wenn es in der Beziehung zu körperlicher Gewalt gekommen ist. Umgekehrt könnte ein Argument gegen die Trennung Angst davor sein, mit allem alleine klarkommen zu müssen. Und ein Argument zu bleiben könnte das schöne große Haus sein, das du jetzt (vielleicht) gerade bewohnst.

Komplexe Probleme brauchen komplexe Lösungen.

Achte darauf, dass auf jedem Blatt sowohl rationale, aber auch emotionale Argumente stehen. Es geht dabei nicht um die Anzahl der Argumente, die auf einem Blatt stehen, um zu einer Entscheidung zu kommen. Immerhin können ja die einzelnen Argumente ein völlig unterschiedliches Gewicht für dich haben.

Das Aufschreiben der Argumente soll Folgendes bewirken:

In der Regel tauchen auf jedem der vier Blätter ungefähr zehn Argumente auf. Man kann aber nicht ständig 40 verschiedene Argumente im Kopf wälzen. Ohne Aufschreiben läuft es meistens so, dass man ein Argument herauspickt, das man gerade für besonders gravierend hält. Und dann schreien 30 andere Argumente in deinem Kopf: „Ja, aber!“ Das Aufschreiben verhindert also, dass man irgendwann *irgendeine* Entscheidung trifft, weil man sich ständig hin- und hergerissen fühlt.

Suche dir deshalb in einem nächsten Schritt für jedes Blatt ein Symbol. Du kannst dieses Symbol auch aufmalen. Dann setzt du dich vor eines dieser Symbole und hörst dir mal nur die Argumente an, die auf diesem einen Blatt stehen, um zu spüren, welches

Gefühl dazu entsteht. Du wirst dabei vermutlich feststellen, dass nicht einmal dann, wenn du dich nur auf eines der vier Argumentationsblätter konzentrierst, ein eindeutiges Gefühl in dir entsteht.

Der nächste Schritt dieser Übung besteht dann darin, mal für einige Tage so zu tun, als hättest du die Entscheidung bereits getroffen – und dann wieder darauf zu achten, wie sich das anfühlt.

Das machst du am besten mit jedem Blatt für mehrere Tage. Zu diesem Zeitpunkt entscheidest du dich also noch nicht wirklich, sondern du tust nur für dich so, als hättest du bereits eine Entscheidung getroffen.

Die Hauptschwierigkeit beim Treffen von Entscheidungen ist nämlich das ständige Hin- und Herschwanken zwischen den Alternativen. Wenn du aber mehrere Tage *spürst,* wie es sich anfühlen würde, wenn du die Entscheidung so treffen würdest, kristallisiert sich häufig deutlich heraus, in welche Richtung es gehen soll.

Jede Entscheidung führt zu Zweifel, ob sie richtig ist, weil wir nur die Konsequenzen der getroffenen Wahl zu spüren bekommen.

Zugegeben, auf diese Weise Mut zu fassen, ist ein aufwändiger Prozess. Aber er ist ja in erster Linie gedacht für Entscheidungen, die auch zu gravierenden Veränderungen im Leben führen. Und es ist völlig normal, dass nach einer solchen Entscheidung Zweifel auftreten, ob sie richtig war oder nicht. Denn man kann ja nur die Konsequenzen derjenigen Alternative spüren, für die man sich entschieden hat.

Schritt 4: Überwinden der Hoffnungslosigkeit Ein großes psychologisches Hindernis, das dich davon abhalten könnte, an deiner Situation etwas zu verändern, ist die Hoffnungslosigkeit. Was kannst du tun, um daran etwas zu verändern?

Hoffnungslosigkeit ist ein Symptom der Depression auf der kognitiven, also der gedanklichen Ebene. Da sie sich aber wie eine realistische Einschätzung anfühlt, wird sie wieder zu einem Argument dafür, dass man noch depressiver wird. Mache dir bewusst: Hoffnungslosigkeit bezieht sich immer auf die Zukunft, es kann sich gar nicht um eine realistische Einschätzung handeln, weil die Realität ja noch gar nicht existiert.

Hoffnung oder Hoffnungslosigkeit ist also die Schätzung einer Wahrscheinlichkeit, dass sich durch eine Entscheidung eine Situation entweder verbessert oder verschlechtert. Aber gibt es dafür Daten, die eine Wahrscheinlichkeitseinschätzung ermöglichen? Für die meisten wichtigen Entscheidungen vermutlich nicht.

Und machen nicht die meisten von uns Dinge, die zu einem sehr positiven Ziel führen würden, aber sehr unwahrscheinlich sind, z. B. Lotto spielen? Das bedeutet also, dass man die Hoffnungslosigkeit dadurch überwinden kann, dass man erst gar nicht einschätzt, wie hoch die Wahrscheinlichkeit ist, sein Ziel zu erreichen. Hoffnungslosigkeit lässt sich überwinden, wann man sich stattdessen fragt, wie wichtig einem sein eigenes Ziel eigentlich ist.

Motivation = Wert des Ziels im Verhältnis zum Aufwand

Das ist eine wichtige Komponente, die dich motivieren kann, etwas in deinem Leben zu verändern. Motivation hat aber noch eine zweite Komponente, nämlich die Frage danach, wie hoch der Aufwand oder die Anstrengung ist, um das Ziel zu erreichen. Um bei unserem Beispiel zu bleiben: Lotto spielen ist für viele Menschen deswegen interessant, weil der Aufwand hierfür relativ gering ist.

Eine weitere Situation: Es ist sicherlich viel leichter, sich von einem Partner zu trennen, wenn keine gemeinsamen Kinder da sind. Auch ist es einfacher, seinem Arbeitgeber zu kündigen, wenn man bereits einen neuen Arbeitsvertrag in Händen hält. Wenn man also die Hoffnungslosigkeit verringern und die Motivation für Veränderung erhöhen möchte, muss man entweder die Wertigkeit des Ziels vergrößern und/oder den Aufwand reduzieren. Dazu ist es erst mal wichtig, sich klarzumachen, dass ein Ziel – egal um welches es sich handelt – nicht grundsätzlich eine bestimmte Wertigkeit hat, sondern dass es deine subjektive Sichtweise ist, die bestimmt, ob dir ein Ziel wichtig ist oder nicht.

Ähnlich ist es mit dem Aufwand. Es geht hier nicht um den objektiven Aufwand, sondern darum, ob du subjektiv das Gefühl hast, viel Aufwand betreiben zu müssen, um dein Ziel zu erreichen. Auf das Problem mit dem Müssen gehe ich später noch ausführlicher ein. An dieser Stelle möchte ich dir schon mal den Hinweis geben, dass wir grundsätzlich Dinge als aufwändig empfinden, von denen wir glauben, dass wir sie tun „müssen". Das liegt daran, dass innerlich sofort die Frage auftaucht, ob wir das schaffen. Und mit dieser Frage bildet sich vor deinem inneren Auge ein riesiger Berg, den es angeblich zu überwinden gilt.

Nehmen wir als einfaches Beispiel die Sauberkeit oder Ordnung in deiner Wohnung. Es gibt kein objektives Kriterium dafür, um zu entscheiden, ob deine Wohnung sauber und ordentlich ist oder nicht. Es hängt ganz alleine von deiner Bewertung ab, mit welchem Grad von Sauberkeit oder Ordnung du dich zufriedengibst. Und dies ist wahrscheinlich wiederum davon abhängig, ob es andere Tätigkeiten gibt, die dir wichtiger sind.

Wenn es mir wichtiger ist, ein interessantes Buch zu lesen oder mich vorm Fernseher zu entspannen, dann muss ich mich einfach mit einer etwas weniger aufgeräumten Wohnung zufriedengeben. Wenn ich dagegen die Regel habe, dass ich erst dann lesen oder fernsehen darf, wenn die Wohnung aufgeräumt ist, dann wird das Aufräumen zu einem Muss – und damit zum Riesenberg, den man glaubt, erst einmal überwinden zu müssen, bevor man sich ausruhen darf. Kein Wunder, dass man dann Aufräumen als wahnsinnig anstrengend empfindet.

Was meiner Meinung nach gut hilft, um entscheiden zu können, wie viel Aufwand man für welchen Effekt betreiben möchte, ist das Paretoprinzip, auch 80-20-Regel genannt (Abbildung 3).

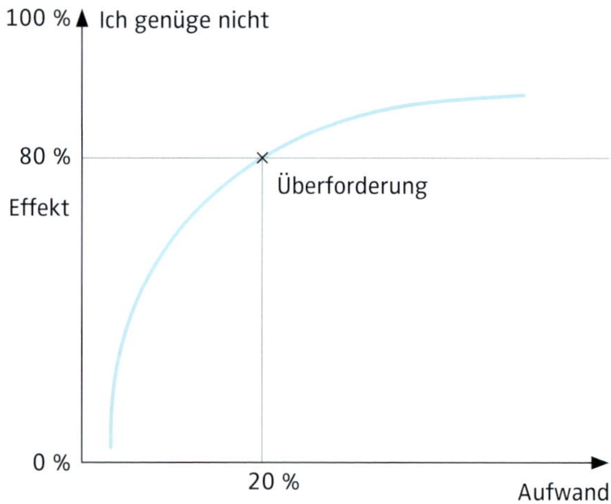

Abbildung 3: Paretoprinzip

Vilfredo Federico Pareto (1848–1923) war ein italienischer Betriebswirtschaftler, der mit diesem Schema deutlich machen wollte, dass es für fast jedes Ziel einen optimalen Bereich für das Verhältnis von Effekt zu Aufwand gibt. 80-20-Prinzip heißt es deshalb, weil man bei vielen Aufgaben mit 20 Prozent Anstrengung bereits 80 Prozent Effekt erzielt. Das heißt aber auch: Verdoppelt man den Aufwand auf 40 Prozent, dann ergibt sich nur ein unwesentlich größerer Effekt von vielleicht 85 Prozent. Und je näher wir an die perfekten 100 Prozent heranwollen, umso ungünstiger wird das Verhältnis von Aufwand und Effekt.

Du hast bestimmt auch schon die Erfahrung gemacht, dass es nicht besonders viel Aufwand kostet, deine Wohnung in einen Zustand zu bringen, wo du jederzeit Besuch empfangen könntest. Aber du weißt, dass es Zimmer gibt, in die der Besuch besser nicht kommt, die total unaufgeräumt sind. Oder die Fenster gehören geputzt. Das wäre aber mit enorm viel Mehraufwand verbunden, den der Gast gar nicht registriert.

Aufwand und Effekt müssen in einem sinnvollen Verhältnis stehen.

Dieses Paretoprinzip verstehen auch in meiner Praxis die meisten Patienten relativ schnell. Der psychologische Knackpunkt ist aber: Egal, ob ich mich mit 80, 85 oder 90 Prozent zufriedengebe, es bleibt immer das Gefühl zurück: „Ich bin nicht gut genug!“

Mathematisch gesehen, ist die Paretokurve eine Asymptote, was bedeutet, dass sie erst im Unendlichen bei 100 Prozent ankommt. Das kann man unmittelbar so übersetzen: Nur mit unendlichem Aufwand erreichst du die 100 Prozent, die du dir wünschst. Da dies aber nicht möglich ist, gilt es den Satz: „Ich bin nicht gut genug“ zu ersetzen durch: „Es geht nicht.“

Die Konsequenz aus dem Paretoprinzip ist: Bei den meisten Aufgaben ist es sinnvoller, sich zu fragen, wie viel Aufwand du betreiben möchtest, statt dich permanent zu fragen, welchen Zielzustand du erreichen möchtest. Und das Gefühl, nicht gut genug zu sein, nicht dadurch wegmachen zu wollen, indem man sich immer noch mehr anstrengt. Das Gefühl bleibt.

Nicht nur das: Zusätzlich kommt das Gefühl von Überforderung hinzu. Hoffnungslosigkeit entsteht also nicht dadurch, dass du einschätzt, dass das Ziel nicht erreichbar ist. Und sie entsteht auch nicht dadurch, dass der Aufwand zu groß ist und du nicht in der Lage oder nicht bereit bist, ihn zu leisten. Sondern die Hoffnungslosigkeit resultiert daraus, dass das Verhältnis zwischen dem Wert des gewünschten Ziels und dem Aufwand, den du bereit bist, dafür zu leisten, einfach nicht stimmt. Was nun?

Den Wert deines Ziels kannst du mit Etappenzielen erhöhen.

Den Wert des Ziels kannst du dadurch erhöhen, indem du dir mehrere Etappenziele vorstellst. Um nachzuvollziehen, wie das aussehen kann, bleiben wir beim Beispiel der Trennung vom Partner:

Der erste Schritt könnte sein, aus dem schönen großen Haus mit Garten auszuziehen in ein kleines Appartement in einem Wohnblock. Keine besonders verlockende Vorstellung. Sie könnte aber bereits damit verbunden sein, dass du dann endlich wieder das tun und lassen kannst, wonach dir gerade ist, ohne auf die Bedürfnisse eines anderen eingehen zu müssen.

Der nächste Schritt könnte sein, dir eine Vollzeittätigkeit zu suchen. Vielleicht warst du bisher Hausfrau oder Hausmann bzw. hattest einen Teilzeitjob. Auch zunächst kein besonders attraktives Ziel. Aber du bist dadurch selbständig, verdienst dein eigenes Geld und kannst damit machen, was du willst. Und vielleicht bekommst du dadurch auch wieder mehr berufliche Anerkennung als zuvor.

An dieser neuen Arbeitsstelle lernst du vielleicht einen neuen Partner kennen, der sich womöglich ebenfalls gerade getrennt hat, und den du sehr sympathisch findest. Es entsteht vielleicht eine neue Partnerbeziehung, die viel zufriedenstellender ist als die, aus der du dich verabschiedet hast.

2. Deine eingefahrenen Denkmuster verändern

Was, wenn das wirklich nicht geht, die Situation zu verändern?

Beispiel: Ich habe eine 64-jährige Patientin, die aufgrund körperlicher Beschwerden frühberentet ist. Sie hat sich vor einigen Jahren scheiden lassen. Ihre beiden Kinder sind erwachsen und haben eigene Familien. Die Patientin wohnt daher alleine in einer Zwei-Zimmer-Wohnung, und natürlich hat sie sich das so nicht vorgestellt.

Leider versäumen es viele Menschen, sich auf diese oder eine ähnliche Situation vorzubereiten. Eine solche Situation ist besser zu ertragen, wenn man bereits im Vorfeld etwas dafür tut, einen größeren Freundes- und Bekanntenkreis zu haben. Denn das größte Problem dieser Frau ist das Gefühl der Einsamkeit.

Wichtig in diesem Zusammenhang: Das Einsamkeitsgefühl geht alleine durch gelegentliche Treffen mit Freunden oder den Kindern und Enkelkindern nicht weg. Denn Einsamkeit hat eigentlich nichts damit zu tun, wie oft man andere Menschen trifft, sondern mit dem Wunsch, für jemanden eine besonders wichtige Rolle zu spielen. Wenn die Kinder für sich selbst sorgen können und/oder keine Bestätigung über die Arbeit, ein Hobby oder ehrenamtliche Tätigkeiten erfolgt, fehlt dieses Gefühl von Gebrauchtwerden schnell. Was jeder Mensch im Laufe seines Lebens lernen sollte:

Zu irgendeinem Zeitpunkt geht es nicht mehr darum, für jemanden oder etwas wirklich wichtig zu sein. Es geht darum das, dass man einfach das, was man jetzt gerade macht, wichtig nimmt.

Das bedeutet in unserem Beispiel: Für diese Frau geht es tatsächlich nicht darum, etwas an ihrer Lebenssituation zu verändern, sondern an ihrem Denken.

Von Epiktet (ca. 50–138 n. Chr.), einem römischen Philosophen, stammt das „Handbüchlein der Moral“. Darin geht es um das Thema sinnvolles Denken. Der zentrale Spruch Epiktets lautet: „Nicht die Dinge beunruhigen die Menschen, sondern wie sie darüber denken.“

Eine ganze Psychotherapierichtung baut auf diesem Spruch auf, die Rational-Emotive oder auch Kognitive Verhaltenstherapie (siehe Seite 52). Ich vertrete inzwischen nicht mehr ganz genau diese Therapierichtung, weil sie mir zu vereinfacht davon ausgeht, dass man seine Gedanken, Einstellungen oder Werthaltungen ändern kann, wodurch sich automatisch die Gefühle verändern. Die meisten problematischen Denkhaltungen haben wir jedoch in der frühen Kindheit gelernt – und zwar nicht als bewusste Gedanken, sondern als unbewusste emotionale Schemata. Deshalb sind sie durch ein verändertes Denken nicht wirklich veränderbar.

Nicht die Dinge beunruhigen die Menschen, sondern wie sie darüber denken. (Epiktet)

Aber wir können lernen, uns alternativ vernünftige Gedanken zu machen, diese den alten Gedanken und Gefühlen gegenüberstellen und dann bewusst eine Entscheidung treffen, ob wir nach dem alten emotionalen oder nach dem neuen Schema handeln wollen. So einfach geht das? Leider nein! Eine bewusste Entscheidung in einem solchen Konflikt zu treffen, ist nur Menschen möglich, die eine gewisse Ich-Stärke besitzen (siehe Seite 70).

So wird dein Ich stärker

Ich sehe grundsätzlich zwei Wege, die zu einem stärkeren Ich führen können: Erstens Dinge tun, die zu einem besseren Selbstwertgefühl führen, zweitens bewusstere Entscheidungen in Konfliktsituationen treffen, für die es keine gute Lösung gibt.

Ein besseres Selbstwertgefühl entwickeln Der Selbstwert eines Menschen setzt sich aus vier Komponenten zusammen:

1. der Selbstakzeptanz, also der positiven Einstellung zu sich selbst als Person,
2. dem Selbstvertrauen, also der positiven Einstellung zu eigenen Fähigkeiten und Leistungen,
3. der sozialen Kompetenz, also dem Erleben von Kontaktfähigkeit, und
4. dem sozialen Netz, also dem Gefühl, in positive soziale Beziehungen eingebunden zu sein.

Mit sich selbst zufrieden zu sein, wenn man in der Kindheit immer das Gefühl hatte, nicht so sein zu dürfen oder nicht gut genug zu sein, ist nicht immer einfach. An dieser Stelle ist mir dennoch der Punkt des Selbstvertrauens zunächst am wichtigsten. Ich habe nämlich schon viele Patienten erlebt, die in einem gedanklichen Teufelskreis gefangen waren: „Wenn ich mehr Selbstvertrauen hätte, dann würde ich mir den neuen Job/das neue Hobby und so weiter zutrauen!“ Das Problem hier ist, dass Selbstvertrauen im weitesten Sinn etwas mit Leistung zu tun hat. Das bedeutet, man muss etwas *tun,* um Selbstvertrauen zu kriegen. Es fliegt nicht einfach durchs

Fenster herein. Man braucht dafür in irgendeinem Lebensbereich Erfolgserlebnisse. Und dafür muss man etwas tun, auch wenn einem gar nicht danach ist. Und damit sind wir bei der zweiten grundlegenden Technik, um ein stärkeres Ich zu entwickeln.

Bewusstere Entscheidungen in Situationen treffen, für die es keine gute Lösung gibt Wie ausführlich besprochen, führt die Suche nach einer guten Lösung für eine Situation, in der es gar keine gute Lösung gibt, zwangsläufig zu Hilflosigkeit. Was das Ich stärker machen kann, ist, in vielen Situationen zu akzeptieren, dass es keine gute Lösung gibt. In dieser Haltung kann bewusst entschieden werden, was man als das kleinere Übel bewertet.

Ich hatte kürzlich einen Patienten mit einem schönen Beispiel für dieses Problem: „Ich freue mich gar nicht auf die nächste Woche, in der ich Urlaub habe“, sagte er. „Wenn ich dann am Montag danach an die Arbeit komme, ist mein E-Mail-Postfach übervoll.“ Ich sagte ihm, er hat zwei Möglichkeiten: Entweder er arbeitet jeden Tag in seinem Urlaub einige von den E-Mails ab, dann ist er halt nicht völlig frei von der Arbeit. Oder er akzeptiert, dass nach dem Urlaub das E-Mail-Postfach nun einmal voll ist. Seine Antwort: „Ja, aber das ist ja beides nicht gut.“ Und genau darum geht es.

Du musst also irgendetwas tun, um Erfolgserlebnisse zu bekommen, wenn das Selbstvertrauen hierfür noch gar nicht vorhanden ist. Noch grundlegender formuliert: Dein Ich wird stärker, wenn du nicht einfach nach deinem Gefühl handelst, sondern das tust, wovon dein Kopf weiß, dass es dir helfen könnte. Dazu ist es hilfreich, unterscheiden zu lernen: zwischen den alten, in der Kindheit entstandenen Gefühlen, die durch aktuelle Situationen lediglich wieder getriggert – also wachgerufen – werden, und den Gefühlen, die tatsächlich auf die jetzige Situation bezogen sind.

Ich bin okay, so wie ich bin

Vielen Menschen wurde leider auf die unterschiedlichste Art und Weise das Gefühl vermittelt, dass sie nicht in Ordnung sind, so wie sie sind, weswegen ihnen eine grundsätzlich positive Einstellung zu sich selbst fehlt. Oder man hat ihnen das Gefühl gegeben, dass sie nicht gut genug sind – egal, wie sehr sie sich anstrengen. Das muss nie so von den Eltern verbal ausgesprochen worden sein. Aber ein Kind spürt es, wenn sich beispielsweise der Vater einen Jungen statt eines Mädchens gewünscht hätte.

Es kann immer jemanden geben, der etwas, das du tust, als falsch bewertet.

Ein Beispiel: Ich habe eine Patientin, die bereits drei ältere Schwestern hatte, als sie auf die Welt kam. Da der Vater einen Handwerksbetrieb führte, war sein Wunsch für das vierte Kind ein Sohn. Meine Patientin hat er das auch spüren lassen, indem er sie zeitweise „August" nannte. Dieses Gefühl, nicht in Ordnung zu sein, wurde dadurch verstärkt, dass in der Pubertät ein genetischer Defekt festgestellt wurde. Die weiblichen Genitalorgane waren bei der Patientin nicht vorhanden – sie war „keine richtige Frau". Und es ist völlig nachvollziehbar, dass diese Frau das Gefühl hatte, ich bin nicht okay, so wie ich bin.

Ein Kind weiß natürlich nicht, was es gegen dieses Gefühl tun kann. Es reagiert also zunächst mit Hilflosigkeit. Da Hilflosigkeit aber dasjenige Gefühl ist, was alle Menschen am allerwenigsten haben wollen, lassen sich diese Kinder etwas einfallen. Sie glauben, dass sie ihre Existenz rechtfertigen könnten, wenn sie sich bemühen, es immer allen recht und immer alles richtig zu machen. Das mag in der Kindheit auch einigermaßen machbar sein, wenn es nur darum geht, es den Eltern recht zu machen.

Als Erwachsene bemühen sich diese Menschen dann aber ebenfalls, es ihrem Partner, ihrem Chef, den Kollegen, ihren Kindern und wem auch immer stets recht zu machen, was natürlich nicht geht. Dann fühlen sich die Betroffenen wieder bestätigt darin, dass sie eben nicht okay sind. Sie schaffen es einfach nicht, es jedem recht zu machen – und sind schon wieder in ihrem Teufelskreis gefangen.

Ähnlich ist es mit der Angst, etwas falsch zu machen. Diese Angst ist eigentlich bei jedem Menschen im Hintergrund immer vorhanden. Es kann auch immer jemanden geben, der meint: „Da hast du etwas falsch gemacht!" An dieser Angst kann man also eigentlich nichts verändern.

Menschen, die aber fest glauben, dass sie nur dann eine Existenzberechtigung haben, wenn sie immer alles richtig und es daher jedem recht machen, versuchen mitunter unter größter Anstrengung, diese Angst loszuwerden oder sie zumindest zu reduzieren – was aber nicht gehen kann!

Daher entsteht dann zusätzlich ein Gefühl der Hilflosigkeit, was das eigentliche Problem noch größer erscheinen lässt. Die Lösung besteht hier also darin, die Angst einfach mal stehen zu lassen. Sie weghaben zu wollen, indem man sich bemüht, alles richtig zu machen, kostet unheimlich viel Energie – und bringen tut es leider nichts.

Alles richtig machen zu wollen und es jedem recht machen zu wollen, funktioniert nicht!

Im Gegenteil, man katapultiert sich damit in den nächsten Teufelskreis: Macht man einen Fehler, fühlt man sich in dem Schema bestätigt, dass man nicht okay ist. Man strengt sich beim nächsten Mal also noch mehr an, alles richtig zu machen. Gelingt das nicht, werden die negativen Gefühle, die mit dem vermeintlichen Fehler verbunden sind, immer größer.

Jetzt noch mal zu meiner Ausgangsbehauptung, dass es nicht möglich ist, diese alten Schemata zu ändern, sondern dass man nur lernen kann, neue Denkmuster danebenzustellen (siehe Seite 94):

- Es wäre doch schön, wenn es möglich wäre, es jedem recht zu machen. Man hätte keine Konflikte und würde von allen Menschen geliebt.
- Es wäre doch schön, wenn man es fertig bringen würde, immer alles richtig zu machen. Man würde ganz viel Anerkennung und Lob bekommen.

Das Problem mit diesen Einstellungen ist nicht, dass sie falsch sind, sondern dass sie nicht realistisch sind. Es geht also darum, dir jedes Mal bei dem Wunsch, es jemandem recht machen zu wollen, die Frage zu stellen: „Warum möchte ich das?“ Möchte ich einen Konflikt vermeiden? Möchte ich, dass diese Person mich lobt? Möchte ich, dass diese Person mich liebt?

All das sind letzten Endes die Motive, wenn wir es anderen immer recht machen wollen. Dahinter steckt die Idee, man könne auf diese Weise beeinflussen, dass man geliebt wird.

Ich versuche, es an einem konkreten Beispiel zu verdeutlichen: Eine Patientin (etwa Ende 50) arbeitet während der Woche in Vollzeit als Sekretärin. Am Wochenende möchte sie sich natürlich von ihrer anstrengenden Tätigkeit ausruhen. Ihre Schwester betreibt allerdings eine Dorfwirtschaft. Die Arbeit dort kann sie die meiste Zeit alleine bewältigen, sodass sie kein Personal beschäftigt. Wenn jetzt aber am Wochenende beispielsweise eine Veranstaltung wie eine Kommunion angekündigt ist, benötigt die Schwester zusätzliche Hilfe. Fragt sie meine Patientin dann um Hilfe, ist diese im Dilemma: Macht sie es der Schwester recht und hilft aus, hat sie nicht die Erholung, die sie für sich benötigt. Hilft sie der Schwester nicht und legt sich stattdessen im Garten in den Liegestuhl, hat sie ein schlechtes

Gewissen (= die Angst, von der Schwester nicht mehr geliebt zu werden).

Sie kann sich also nur auf der Bewertungsebene entscheiden, ob sie lieber sich selbst wehtut, indem sie sich überlastet, oder ihrer Schwester, was zu Schuldgefühlen führt. Und diese wiederum bedeuten, dass sie sich auch mit dieser Entscheidung selbst wehtut. Was diese Patientin gerne möchte: Nein sagen können, ohne Schuldgefühle zu haben. Das ist zwar theoretisch möglich. Praktisch glaube ich aber, dass man erst lernen sollte, eine Entscheidung zu treffen: zwischen Ja sagen, um sich dann über sich selbst zu ärgern, und Nein sagen, um dann Schuldgefühle zu haben.

Warum empfehle ich das? Der grundsätzliche Fehler in einer solchen Situation ist, dass die meisten Menschen nach einer Lösung suchen, die sich gut anfühlt. Wie schon besprochen und auch in diesem Fall gezeigt – die Wohlfühllösung gibt es nicht, wenn wir Entscheidungen treffen!

Jede Anforderung von außen führt zu einem Konflikt, für den es oft keine gute Lösung gibt.

Die verzweifelte Suche nach einer guten Lösung, die es nicht gibt, führt wiederum zum Gefühl der Hilflosigkeit, das für viele Menschen mit traumatischen Erlebnissen aus der Kindheit verknüpft ist. Dabei muss es sich nicht objektiv (aus der erwachsenen Sicht) um ein Trauma handeln. Von einem Trauma kann man immer dann sprechen, wenn aus subjektiver Sicht die Existenz bedroht ist. Und für ein Kind fühlt es sich beispielsweise existenzbedrohend an, wenn es das Gefühl hat, dass es von seinen Eltern nur dann geliebt wird, wenn es bestimmte Erwartungen erfüllt. Diese Hilflosigkeit „triggert" sie dann hinein in einen Zustand, den ich Traumagefühl nenne (siehe Seite 101).

Den Teufelskreis des Rechtfertigens durchbrechen

Im Traumagefühl ist man emotional eigentlich nicht mehr in der aktuellen Situation, sondern innerlich in der Situation, die damals in der Kindheit passiert ist. Man reagiert darauf biologisch genauso wie Tiere, wenn sie sich in ihrer Existenz bedroht fühlen: 1. kämpfen, 2. fliehen oder 3. totstellen. Genauso verhalten wir uns auch, wenn wir in ein Traumagefühl getriggert werden – also alte Traumagefühle in einer aktuellen Situation wachgerufen werden. Trigger in dieses Traumagefühl ist ein Gefühl der Hilflosigkeit angesichts einer Situation, die als existenzbedrohend erlebt wurde.

Bei vielen depressiven Menschen ist das die Erfahrung, dass sie von ihren Eltern nicht so geliebt wurden, wie sie einfach sind, sondern dass sie gespürt haben, dass sie nur dann geliebt werden, wenn sie die Erwartungen der Eltern erfüllen. Es entwickelt sich das Gefühl, dass man überhaupt nur dann eine Existenzberechtigung hat, wenn man es den Eltern immer recht und immer alles richtig macht. Andernfalls musste man Vorwürfe anhören, die letzten Endes die Botschaft vermitteln „Du bist nicht gut genug“ oder „Du bist nicht okay, so wie du bist“. Und diese Botschaften wirken heutzutage als Trigger in das alte Gefühl – und die hören wir alle doch fast täglich. Wer ist schon in jedem Bereich gut genug?

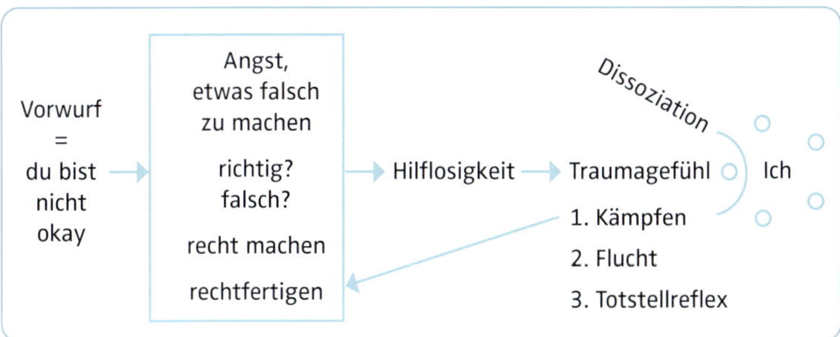

Abbildung 4: Der Teufelskreis des Rechtfertigens

In dem Moment, wo man in dieses alte Schema (richtig/falsch, es recht machen wollen, sich rechtfertigen) hineingerutscht ist, läuft ein emotionaler Automatismus ab, den man nur noch schwer bremsen kann, weil man dissoziiert ist. Die einzige Stelle, an der man noch bewusst verhindern kann, dass man da hineinrutscht, ist, an der Angst etwa vor Vorwürfen grundsätzlich zu arbeiten.

Im Traumagefühl läuft ein biologischer Automatismus ab, den man oft nur schwer bremsen kann.

Dissoziation ist ein psychischer Abwehrmechanismus, der immer dann automatisch einsetzt, wenn wir eine Situation ertragen müssen, die eigentlich unerträglich ist. In Situationen von z. B. Folter oder Vergewaltigung steigen die Opfer aus ihrem Körper aus und betrachten sich von außen, so als würde das jemand anderem gerade zustoßen. Man versucht dadurch gar nichts mehr zu fühlen, und mit seinen Gedanken ganz woanders zu sein, sodass einem die aktuell quälende Situation irreal vorkommt. Man spricht auch von Derealisation und Depersonalisation. Dieser Schutzmechanismus setzt immer dann ein, wenn man sich in seiner Existenz bedroht fühlt, aber auch wenn man seine Situation als unerträglich bewertet – selbst dann, wenn sie objektiv gesehen gar nicht unerträglich ist.

Du kannst dich jetzt dafür entscheiden, dass dir weder ein anderer Mensch noch ein Persönlichkeitsanteil von dir selbst die Botschaft vermitteln darf, dass du als Mensch nicht gut genug bist. Und darum geht es ganz grundsätzlich. Du kannst einseitig als Empfänger der Botschaft jetzt entscheiden, dass es für dich ab sofort keine Vorwürfe mehr gibt. Basta!

Denn wenn du versuchst, dich gegen Vorwürfe zu wehren, geschieht dies immer in Form einer Rechtfertigung. Man sagt ja umgangssprachlich: „*Ich* muss *mich* rechtfertigen!“ Man sagt nicht: „Ich muss ein bestimmtes Verhalten rechtfertigen!“ Immer wenn man das Gefühl hat, sich rechtfertigen zu müssen, geht es darum, dass man seine Existenz rechtfertigen möchte, indem man es jedem recht macht und immer alles richtig macht – was unweigerlich zu Hilflosigkeit führt, weil es schlicht und ergreifend nicht geht! Und das ist die grundsätzliche Entscheidung, die es zu treffen gilt: Ich höre grundsätzlich keine Vorwürfe mehr. Aber wie macht man das konkret?

Wir hören mit vier Ohren Diese Grundsatzentscheidung, keine Vorwürfe mehr zu hören, egal ob sie gemacht werden oder nicht, ist nur der erste Schritt. In einem zweiten Schritt geht es darum, eine konkrete Technik zu lernen, mit deren Hilfe einem dies leichter gelingt. In der Kommunikationspsychologie weiß man: Wir hören jede Botschaft mit vier Ohren, das heißt:

- auf der Sachebene,
- auf der Beziehungsebene,
- auf der Appellebene und
- auf der Selbstoffenbarungsebene.

Zur Veranschaulichung des Vier-Ohren-Modells folgendes Beispiel: Wenn meine Frau fragt: „Kannst du den Müll rausbringen?“, ist das auf der Sachebene eine Frage nach meiner Fähigkeit, dies zu tun, was ich einfach mit Ja beantworten könnte. Auf der Appellebene höre ich: „Bring ihn raus – und zwar sofort!“, auf der Beziehungsebene höre ich: „Du bist ein schlechter Hausmann (also auch ein schlechter Mensch), wenn du das nicht tust.“ Und auf der Selbstoffenbarungsebene höre ich: „Ich, die Hausfrau, rackere mich für dich den ganzen Tag ab, ich bin damit der bessere Mensch.“

Vorwürfe hört man hauptsächlich auf dem Beziehungs- und dem Appellohr. Das bedeutet, wenn du dir vorgenommen hast, keine

Vorwürfe mehr zu hören, dann musst du üben, möglichst immer nur auf der Sachebene zu hören.

Ich spreche deswegen von üben, weil wir alle im Laufe unserer Entwicklung gelernt haben, die anderen drei Ebenen automatisch ebenfalls zu hören, was uns zu empathischeren Menschen macht. Wenn meine Frau beispielsweise sagt: „Der Mülleimer ist voll", wäre es natürlich nicht nett von mir, hier nur die Sachebene zu hören. Ich höre also auch den Appell: „Bringst du bitte den Müll raus?" Diese Automatik zu unterbrechen, kannst du üben, indem du dich bewusst fragst, was jetzt gerade auf der Sachebene gesagt wurde. Der Begriff Sachebene ist leider nicht so einfach zu verstehen, wie es sich anhört. Deshalb erläutere ich es meinen Patienten an einem konkreten eigenen Beispiel. Einerseits um zu verdeutlichen, wie der innere Diskussionsprozess ablaufen sollte, zum anderen um zu demonstrieren, dass ich das selbst auch immer wieder üben muss.

Beispiel: Ich habe einen Ablagekorb, in den alle Anfragen von Krankenkassen, Rentenversicherungen usw. zu Patienten von mir in der Reihenfolge abgelegt und bearbeitet werden, wie sie reingekommen sind. Vor einiger Zeit kam ein Schreiben von einer Krankenkasse aus Düsseldorf, auf dem ein großes „EILT" stand. Sofort entstand bei mir der Impuls, diese Anfrage weiter oben auf den Stapel zu legen und sie damit bevorzugt zu bearbeiten. Dann habe ich mir die Frage gestellt, warum tue ich das eigentlich?

Antwort: Weil ich es einem Krankenkassenmitarbeiter aus Düsseldorf recht machen möchte. Was ist das Motiv hinter „recht machen"? Richtig: Geliebt werden wollen. Also habe ich mich gefragt, will ich von diesem Krankenkassenmitarbeiter aus Düsseldorf (den ich natürlich überhaupt nicht kenne) geliebt werden? Natürlich nicht. Also habe ich das Schreiben dahin gelegt, wo es hingehört. Gleich-

zeitig habe ich dabei aber gemerkt, dass ich mich innerlich tatsächlich rechtfertige mit Argumenten wie: „Die anderen Anfragen sind ja vielleicht genauso wichtig oder dringend.“

Also habe ich mich weiter gefragt, warum rechtfertige ich mich jetzt? Antwort: Weil ich Angst habe, der Krankenkassenmitarbeiter aus Düsseldorf könnte mir jetzt vorwerfen, ich sei ein schlechter Arzt und damit ein schlechter Mensch, wenn ich seine Anfrage nicht bevorzugt bearbeite. Da ich aber beschlossen habe, keine Vorwürfe mehr zu hören, habe ich mich gefragt, was ist hier eigentlich die Sachebene?

Die Sachebene ist häufig nur die Meinung eines anderen Menschen.

Die Sachebene ist hier nicht der Fall des Patienten, um den es geht, sondern die Sachebene ist hier lediglich die Tatsache, dass ein Krankenkassenmitarbeiter die vier Buchstaben E, I, L, T auf sein Schreiben gemalt hat. So, und jetzt ist es meine Entscheidung, ob ich diesen vier Buchstaben überhaupt eine Bedeutung geben möchte oder nicht.

Nebenbei ist dies auch ein Beispiel für die Defusionstechnik, die ich später noch ausführlicher beschreibe (siehe Seite 120). Wir haben nämlich die Tendenz, jedem geschriebenen Wort automatisch eine Bedeutung zu geben. Defusion bedeutet, diese Automatik zu unterbrechen und – in meinem Fallbeispiel – lediglich die vier Buchstaben E, I, L, T zu lesen, die einzeln betrachtet keine Bedeutung haben.

Allgemeiner formuliert: Sehr häufig ist die Sachebene, dass irgendjemand die Meinung äußert, du hättest etwas falsch gemacht. Dann ist es wichtig, dass du dir erst mal klar machst, es gibt kein Richtig oder Falsch in der Realität. Richtig oder falsch sind immer Bewertungen von irgendjemandem – und du hast das Recht, selbst zu bewerten, ob du auch dieser Meinung bist oder nicht.

Egal, wie man sich dann auf der verbalen Ebene dagegen wehrt, entscheidend ist, dass man es nicht aus dem Gefühl heraus tut, ich muss mich rechtfertigen. Denn damit gibst du dem Betreffenden erneut die Erlaubnis, urteilen zu dürfen, ob du ein guter oder schlechter Mensch bist. Interessanterweise hören andere Menschen überhaupt nicht mehr zu, wenn man sich rechtfertigt. Sie genießen stattdessen die Macht, die du ihnen gibst, Urteile über dich fällen zu dürfen.

Der Teufelskreis des Rechtfertigens (Abbildung 4) ist eine der häufigsten Ursachen für depressive Gefühle. Noch ein Punkt ist dabei wichtig: In einem dissoziativen Zustand kann man keine aktuellen Probleme lösen! Emotional – und zum Teil auch von den geistigen Fähigkeiten her – bist du dann nämlich in einem kindlichen Zustand.

Ich versuche es mal am Beispiel einer prüfungsängstlichen Patientin zu erklären: Die Patientin sollte eine Klausur in Betriebswirtschaftslehre schreiben. Bereits bei der ersten Frage entstand Hilflosigkeit mit dem Gedanken: „Bin ich jetzt zu blöde, selbst diese einfache Frage zu beantworten?" Sie dissoziierte in ein Kindheitsgefühl, das sie immer dann hatte, wenn ihre Mutter zu ihr sagte: „Das kannst du nicht, da bist du zu dumm dafür!" Den Beweis dafür, dass sie in dieser Situation in dieses Gefühl dissoziierte, konnte die Patientin später selbst wahrnehmen: Sie sah bei sich selbst eine total krakelige Handschrift, so wie sie als Kind geschrieben hatte.

In der Dissoziation kann man keine erwachsenen Probleme lösen.

Wenn man es noch annähernd mitbekommt, dass man dissoziiert ist, dann muss man erst etwas gegen die Dissoziation tun, denn ein Kind kann keine BWL-Fragen beantworten.

Was tun gegen eine Dissoziation? Es gibt leider in der psychologischen Fachliteratur kaum Antworten auf diese Frage, deswegen habe ich mir selbst einige Lösungsmöglichkeiten einfallen lassen.

Erste Möglichkeit: Deutliche Reize
Gemeint sind heftige Reize, die einen wieder in die aktuelle Realität zurückholen. Das kann eine kalte Dusche sein, auf Chilischoten beißen, laute Musik hören oder – was immer und überall anwendbar ist – sich einfach mal heftig auf den Oberschenkel zu schlagen. Ich weiß, das löst das aktuelle Problem nicht, aber du kannst keine aktuellen Probleme lösen, wenn du emotional in einem Kleinkindzustand bist.

Zweite Möglichkeit: Blickrichtung ändern
Im dissoziativen Zustand tendieren wir dazu, mit den Augen nach unten zu schauen. Das bedeutet umgekehrt, wenn wir aus diesem Zustand herauswollen, müssen wir nach oben oder zumindest geradeaus schauen. Dann – laut, wenn du alleine bist oder nur gedanklich, wenn du mit anderen zusammen bist – einfach Dinge beschreiben, die du gerade sehen, hören oder spüren kannst. Mache dir bewusst, wo du dich befindest und wie alt du jetzt bist. Du bist kein Kind mehr, das existenziell davon abhängig ist, dass deine Eltern dich lieben.

Dritte Möglichkeit: Klopfen
Es gibt eine Technik, die in Deutschland hauptsächlich von Dr. Michael Bohne verbreitet wird und sich PEP (Prozess- und Embodimentfokussierte Psychotherapie) nennt. Es soll sich dabei um eine Weiterentwicklung der sogenannten Energetischen Psychologie handeln. Warum diese Klopftechnik beispielsweise auf bestimmte Akupunkturpunkte funktioniert, ist noch unklar. Meine Vermutung ist: Die Dissoziation tritt ja meist dann auf, wenn man sich hilflos fühlt. Dann möchte man etwas tun, weiß aber nicht was. Mit dem

Klopfen hast du immer und überall die Möglichkeit, etwas zu tun. Wie das genau geht, kannst du dir auf Videos im Internet ansehen.

Vierte Möglichkeit: EMDR
Diese spezifische Traumabehandlungsmethode basiert auf der Beobachtung, dass man beim Träumen schnelle Augenbewegungen macht. Und das Träumen dient dazu, belastende Alltagssituationen zu verarbeiten. Das Entscheidende bei der EMDR-Therapie (siehe Seite 34) sind offensichtlich nicht mal die Augenbewegungen als solches, sondern die sogenannte bilaterale Stimulation, also die abwechselnde Reizung der rechten und linken Körperseite – und das kannst du auch mit dir selbst machen. Du brauchst dafür keinen Therapeuten. Beispiel: Du kannst die Arme vor der Brust überkreuzen und abwechselnd die rechte und die linke Schulter beklopfen.

Eine zweite Möglichkeit, EMDR mit sich selbst zu machen, funktioniert so: Halte beide Arme in der Waagrechten und strecke die Daumen nach oben. Schau geradeaus und bringe die Arme so weit auseinander, dass du beide Daumen gerade noch sehen kannst. Dann kannst du abwechselnd mit den Augen mal den rechten, dann den linken Daumen anschauen.

Man sollte ungefähr 25 Augenbewegungen machen, dann eine kleine Pause. Überprüfe, ob du noch in der Dissoziation bist oder noch sehr unangenehme Gefühle vorhanden sind – dann weitere 25 Augenbewegungen.

Es kann 20 bis 30 Minuten dauern, bis du eine Wirkung verspürst. Es macht übrigens keinen Sinn, diese Übung regelmäßig zu machen. Sie macht nur Sinn, wenn du in einem dissoziativen Zustand bist – und in dem ist man meistens, wenn man sich depressiv fühlt.

Noch ein Tipp: Mittlerweile gibt es auch eine Reihe von CDs, die so produziert sind, dass abwechselnd das rechte und das linke Ohr stimuliert wird, ohne dass du es merkst.

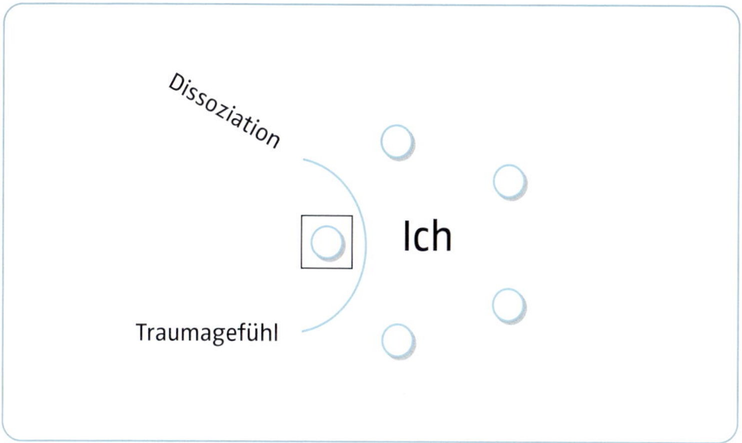

Abbildung 5: Dissoziation ins Traumagefühl

Eigentlich bedeutet Dissoziation, dass man ganz in diesem traumatisierten Persönlichkeitsanteil drin ist und ein Ich, das diesen Zustand registrieren kann, gar nicht mehr existiert (Abbildung 5). Deshalb hier noch einige Hinweise, woran du merken kannst, dass du dissoziiert bist.

Das Hauptproblem, aus einer Dissoziation herauszukommen, ist, zu bemerken, dass man drinnen ist.

In erster Linie bemerkst du es an den Gefühlen und Verhaltensimpulsen, die mit dem Traumagefühl zusammenhängen. Das Kämpfen im Traumagefühl beispielsweise ist kein effektives Kämpfen. Man kämpft mit den Mitteln, die schon immer nichts bewirkt haben. Das ist furchtbar anstrengend, führt aber zu nichts.

Also, wenn du alles als furchtbar anstrengend empfindest, bist du wahrscheinlich in der Dissoziation. Manche Patienten meinen, dass ich ihnen damit rate, nicht mehr zu kämpfen, was bewirken würde, dass sich an der Situation nichts ändert. Nein! Ich rate dazu, *sinnvoll* zu kämpfen, sodass es weniger anstrengend ist.

In der asiatischen Kampfkunst weichen die Kämpfer dem Angreifer einfach geschickt aus, was überhaupt nicht anstrengend ist.

Wenn man nicht in ein kindliches Traumagefühl abrutscht, kann man als Erwachsener ganz in Ruhe Probleme lösen. Ich vergleiche das immer gerne mit der europäischen und der asiatischen Art zu kämpfen: Die Europäer boxen mit viel Kraft. Die Asiaten weichen dem Angreifer einfach geschickt aus, was überhaupt nicht anstrengend ist.

Das zweite Merkmal einer Dissoziation sind Fluchtimpulse, also der Wunsch, einfach abzuhauen und die ganzen Probleme hinter sich lassen zu wollen. Diese Flucht kann die Form von Suchtmittelgebrauch annehmen, aber auch Suizidgedanken auslösen wie auch den Wunsch, in eine Klinik zu gehen. Manche Menschen merken es daran, dass sie sich wie gelähmt fühlen, dass jede kleinste Bewegung schon mühsam ist. Dass sie sich für jede Kleinigkeit extrem aufraffen müssen.

Noch bevor die aufgeführten Reaktionen auftreten, ist es aber sehr häufig an einem bestimmten Gedanken erkennbar: „Mir ist alles zu viel." Oder auch an der Klage: „Ich fühle mich total überfordert." Dahinter steckt nämlich der Wunsch: „Ich möchte meine absolute Ruhe haben und keiner darf irgendwelche Anforderungen an mich stellen." Sorry, das hat mit Leben nichts zu tun. Es ist für einen erwachsenen Menschen völlig normal, dass tagtäglich Anforderungen an ihn gestellt werden, die er emotional nicht erfüllen möchte.

Das ist der Gedanke, der zu dem Gefühl von Überforderung führt: „Ich muss etwas tun, was ich eigentlich nicht möchte."

Mit der Menge der Anforderungen hat das Gefühl der Überforderung überhaupt nichts zu tun. Stress entsteht, wenn man die Überforderung dadurch wegbekommen möchte, dass man glaubt, alles erledigen zu müssen, was an Anforderungen gestellt wird. Oder wenn man meint, die Überforderung würde weggehen, wenn man die Menge der Anforderungen reduziert.

Ich wiederhole es noch mal: Wenn es noch einen kleinen Teil von diesem inneren Ich gibt, der registriert, dass du dissoziiert bist, dann must du zuerst etwas gegen die Dissoziation tun, bevor du die Probleme lösen kannst, die sie verursacht haben.

Das Problem mit dem „Müssen"

Es gibt noch etwas, das du grundsätzlich entscheiden kannst: Streich das Wort „müssen" bzw. den Satz: „Ich muss das!" aus deinem Sprachgebrauch. Nur Kinder müssen etwas, weil sie noch keine Verantwortung für ihr Handeln übernehmen können. Zudem haben sie noch kein starkes Ich, das bewerten kann, welche Interpretation einer Situation für sie richtig oder falsch ist. Das ist nämlich die Alternative zu „Ich muss". Es geht nicht darum, dass du ab jetzt nur noch das tust, was du emotional willst. Ein erwachsener Mensch sollte in der Lage sein, auch Dinge zu wollen, die einfach vernünftig sind, auch wenn man es emotional nicht möchte. Diesen Konflikt hast du wahrscheinlich ebenso wie ich jeden Morgen, wenn der Wecker klingelt. Der Persönlichkeitsanteil, der auf-

> Hinter jedem „Muss" steht ein Konflikt zwischen einem kognitiven „Ich will!" und einem emotionalen „Ich will nicht!".

stehen und zur Arbeit gehen will, ist zu diesem Zeitpunkt ein rein kognitiver, also gedanklicher Anteil. Den emotionalen Anteil, der lieber noch länger im Bett liegen bleiben möchte, den kann ich viel deutlicher spüren.

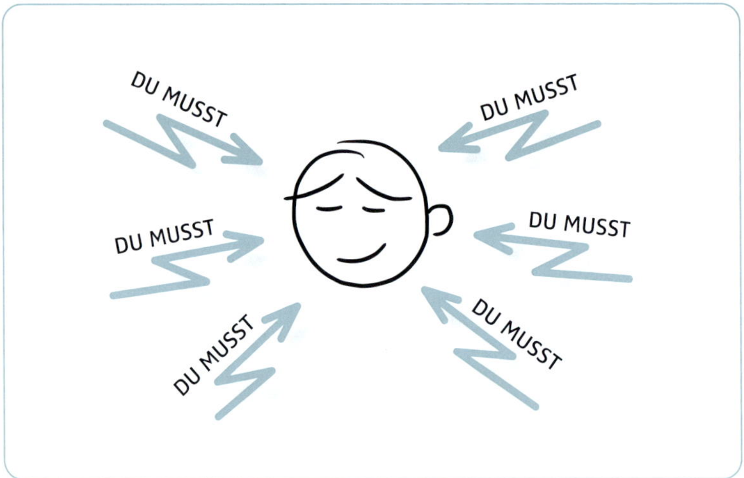

Abbildung 6: Müssen

Also, was du lernen kannst: Jedes Mal, wenn dir ein „Ich muss" in den Kopf kommt, sagst du dir stattdessen: „Stopp!", um dich zu fragen, welcher Konflikt dahintersteckt. Erinnere dich: Jedes Müssen kann ersetzt werden durch einen Konflikt zwischen einem Anteil, der etwas will, und einem anderen Anteil, der gleichzeitig vorhanden ist, der genau das nicht will (Abbildung 6). Und je mehr du zwischen diesen beiden Anteilen bewusste Entscheidungen triffst, umso weniger brauchst du dir anschließend Vorwürfe zu machen, dass du etwas falsch gemacht hast.

Jedes Mal, wenn du denkst „Ich muss das oder jenes tun", katapultierst du dich in einen kindlichen Persönlichkeitsanteil. Ein Kind kann nur mit dreierlei Art auf das Müssen reagieren: Entweder es ist das brave Kind, das tut, was der andere von ihm will. Oder es ist das trotzige Kind, das versucht, sich mit hilfloser Wut dagegen zu wehren. Oder es ist das kranke Kind, das eine Depression mit einer Antriebsstörung (siehe Seite 21) hat und sagt: „Ich kann nicht, weil ich krank bin!"

Wenn Patienten von einer Antriebsstörung sprechen, dann steckt dahinter meist der Wunsch, dass es doch auch ein Gefühl oder eine emotionale Motivation für das geben sollte, was man will. Das ist aber nun mal bei den meisten Alltagstätigkeiten wie gesagt nicht der Fall. Antrieb ist also auch hier in vielen Fällen einfach die Entscheidung, das zu tun, was sinnvoll ist, anstatt das, was das Gefühl sagt.

Beispiel: Ich will gleich noch die Mülltonne auf die Straße stellen, weil morgen geleert wird. Was soll es für eine positive Motivation in mir geben, das zu tun? Klar, ich möchte wieder eine leere Mülltonne haben, um sie wieder befüllen zu können. Aber dazu habe ich doch kein Gefühl. Ich habe aber sehr wohl ein Gefühl dafür, warum ich sie nicht rausstellen möchte. Dazu muss ich sie nämlich beispielsweise aus dem Keller holen und auf die Straße wuchten, was mühsam ist.

Verantwortung übernehmen

Es geht also darum, dass du wieder Verantwortung für dich und dein Handeln übernimmst. Verantwortung klingt in der deutschen Sprache immer so schwer: Man muss Verantwortung tragen. Deshalb verwende ich hierfür lieber das englische Wort, weil es deutlich macht, worum es bei Verantwortung geht: Responsibility – eigentlich sollte man es „response ability" nennen: also die Möglichkeit und Fähigkeit beschreiben, zu reagieren.

Verantwortung für etwas kann man nur übernehmen, wenn man eine Wahl hat. Wenn du glaubst, brav sein zu müssen und auf jedes „Du musst!" entsprechend reagierst, dann übernimmst du keine Verantwortung für dein Handeln. Wenn du dir dagegen klar machst, dass hinter jedem Müssen der beschriebene Konflikt zwischen einem Anteil in dir steht, der will, und einem anderen Anteil, der gleichzeitig nicht will, dann hast du Handlungsalternativen. Du kannst dich dann bewusst für die eine oder andere Seite entscheiden.

Verantwortung für etwas kann man nur übernehmen, wenn man eine Wahlmöglichkeit hat.

Klar, dann machst du dich angreifbarer. Wenn du aber gelernt hast, keine Vorwürfe mehr zu hören, kannst du auch viel erwachsener mit diesen Angriffen umgehen. Es sind einfach nur Meinungen von anderen – und du kannst entscheiden, ob du dich überhaupt mit ihnen auseinandersetzen möchtest oder nicht.

In der Kommunikation mit anderen kannst du ja auch ruhig weiterhin sagen „Ich kann nicht", das klingt in vielen Situationen viel höflicher als „Ich will nicht". Aber vor dir selber solltest du dir klarmachen, dass es um nicht wollen geht – und nicht um nicht können.

Das ist auch dann wichtig, wenn du von jemandem gefragt wirst: „Kannst du ...?", dann musst du innerlich sofort die Frage umformulieren in: „Will ich oder will ich nicht?" Ich komme hier noch mal auf das Beispiel zurück mit der Frau, die von ihrer Schwester gefragt wird: „Kannst du mir am Wochenende in der Wirtschaft helfen?" Natürlich kann sie, sie hat ja Zeit. Und natürlich will sie auch, weil sie ja ein hilfsbereiter Mensch sein und keine Schuldgefühle haben möchte. Aber gleichzeitig will sie auch nicht, weil sie sich am Wochenende eigentlich von der anstrengenden Arbeitswoche ausruhen möchte. Dann kommt in der Beratungssituation natürlich die Frage, wie man sich dann entscheiden sollte?

Und an dieser Stelle kommen wir wieder zu dem Problem, das wir schon einige Male besprochen haben: Die meisten Menschen möchten, dass sie sich bei einer solchen Entscheidung „gut" fühlen – was nicht geht! Grundsätzlich bedeutet die Aussage „Ich kann mich nicht entscheiden": Derjenige möchte nur dann eine Entscheidung treffen, wenn er sich dabei auch wirklich gut fühlt. Keine Entscheidung zu treffen, ist aber auch eine Entscheidung!

Forderungen von Wünschen unterscheiden

Ein Problem, das auch noch damit verbunden ist, ist eine Schwierigkeit, die viele haben, nämlich Forderungen von Wünschen zu unterscheiden. Auch das ist – ähnlich wie das Problem der Vorwürfe – eine einseitige Entscheidung des Empfängers der Botschaft. Er kann gelassen die Haltung einnehmen: Für mich gibt es keine Forderungen mehr, denn sie bedeuten, dass jemand zu mir sagt „Du musst!". Ich muss gar nichts, ich habe immer die Wahl, ob ich einen Wunsch, den der andere äußert, erfüllen möchte oder nicht. Das bedeutet aber auch umgekehrt, dass du lernst, keine Forderungen an andere oder die Welt im Allgemeinen zu stellen.

Viele Menschen äußern auch keine Wünsche, weil sie in der Kindheit gelernt haben, dass sie eh nicht gehört oder nicht erfüllt werden. Deshalb äußern sie nur noch dann ein Bedürfnis, wenn es ihnen extrem wichtig ist – und dann eben als Forderung. Sie glauben, dass diese eher erfüllt wird als ein Wunsch. Das Gegenteil ist allerdings der Fall: Wenn du Forderungen stellst, ist die Chance viel größer, dass dein Gegenüber trotzig reagiert, als dass er brav deinen Wunsch erfüllt.

Für die Unterscheidung, ob es sich um einen Wunsch oder eine Forderung handelt, kommt es nicht auf die Formulierung an, sondern auf die emotionale Reaktion, die auftritt, wenn der Wunsch bzw. die Forderung nicht erfüllt wird. In dem Moment, in dem du eine Forderung stellst, gehst du selbst auf eine kindliche Ebene. Denn du sagst zu jemandem (oder zur Realität allgemein), dass er/sie gefälligst anders zu sein hat, als er/sie ist.

Es sollte dann doch eigentlich klar sein, dass darauf mit Trotz reagiert wird und auf deiner Seite daraufhin mit Enttäuschung. Wenn du aber einen Wunsch äußerst, lässt du dem anderen die Freiheit, selbst zu entscheiden, ob er dem Wunsch nachkommen möchte. Die Chance, dass er dies möchte, ist erheblich größer, als wenn du eine Forderung stellst. Und deine emotionale Reaktion, wenn der Wunsch nicht erfüllt wird, ist Akzeptanz. Dabei bedeutet Akzeptanz nicht, es neutral zu sehen. Akzeptanz ist ebenfalls ein Konflikt zwischen einem Teil, der es gerne anders hätte, und einem anderen Teil, der weiß, dass er darüber keine Macht hat (siehe Seite 153).

3. Deine Gefühle mittels Verhaltensänderungen verändern

Wir alle haben eine natürliche Tendenz, uns so zu verhalten, wie es gerade unserer Stimmung und unserem Gefühl entspricht. Das verstärkt aber in der Regel die jeweilige Stimmung: Die Idee beispielsweise, dass man seine Aggression „rauslassen soll" – wie es oft empfohlen wird, damit die Aggression weggeht –, erweist sich immer wieder als falsch. Denn wenn ich Aggressionen rauslasse, werde ich immer aggressiver. Mit der Depression ist es ebenso: Wenn ich

Gefühle wollen einfach nur wahrgenommen werden.

mich ständig so verhalte, wie es meiner depressiven Stimmung entspricht, ziehe ich mich beispielsweise von sozialen Kontakten und Aktivitäten zurück, die mir Spaß machen könnten, was wiederum die Depression aufrechterhält.

Soll ich mich also ständig verstellen und mich anders verhalten, als ich es fühle? Das ist doch nicht echt, dann spiele ich doch ständig Theater! Das denkst du vielleicht jetzt. Ich stelle dir jetzt einige Möglichkeiten und Methoden vor, wie du dein depressionstypisches Verhalten und damit auch deine Gefühle verändern kannst.

Wir müssen nicht immer nach unseren Gefühlen handeln

Um diese Zusammenhänge besser zu verstehen, muss ich noch mal auf das Persönlichkeitsmodell zurückkommen: Wie beschrieben kann man sich die Persönlichkeit eines Menschen so vorstellen, dass wir alle aus vielen Teilpersönlichkeiten bestehen, die aus einer übergeordneten Instanz – die ich „inneres Ich" nenne – zusammengehalten werden. Dieses „innere Ich" gibt uns das Gefühl, ein einheitlicher Mensch zu sein. Aber sind wir wirklich so einheitlich? In vielen sozialen Situationen, insbesondere im Beruf, spielen wir häufig eine Rolle – und das ist normal. Wir erleben es nicht als fremd oder unecht, sondern freundliches Verhalten mit einem lächelnden Gesicht gehört nun beispielsweise einmal zu vielen beruflichen Rollen dazu.

Das Problem mit den Persönlichkeitsanteilen und den dazu gehörigen Gefühlen, die wir als echt empfinden: Es handelt sich meist um Anteile, die in der frühen Kindheit entstanden sind. Sie sind uns seit Jahren oder gar Jahrzehnten vertraut – und deshalb fühlen sie sich so wahr und echt an. Als Kinder erleben wir diese Gefühle auch viel intensiver, weil ein Kind dieses „innere Ich" noch nicht hat.

Es geht ganz in dem Gefühl auf, das gerade vorliegt. Das „innere Ich“ entwickelt sich hauptsächlich in der Phase der Pubertät in der Abgrenzung gegenüber den Eltern. Erst nach dieser Entwicklungsphase – so sie denn erfolgreich durchlaufen wird – sind wir in der Lage, uns über unsere Gefühle zu stellen und zu entscheiden, was wir jetzt damit machen wollen. Was also einen erwachsenen Menschen ausmacht: Er muss nicht unmittelbar nach seinen Gefühlen handeln wie ein Kind. Er ist dazu in der Lage, seine Gefühle bewusst wahrzunehmen und dann eine Entscheidung zu treffen, wie er damit umgehen möchte.

Das „innere Ich“ entscheidet auch darüber, wohin wir überhaupt unsere Aufmerksamkeit richten wollen. Man muss z. B. nicht den ganzen Tag auf die Lebensbereiche schauen, die Probleme bereiten, oder auf Persönlichkeitsanteile, die mit unangenehmen Gefühlen verbunden sind. Ablenkung ist erlaubt – und Theaterspielen auch!

Gefühle einfach wahrnehmen

Viele Patienten kommen zu mir in die Behandlung mit dem Wunsch, bestimmte Gefühle oder Gedanken weghaben zu wollen. Dies führt regelmäßig zu Hilflosigkeit, denn berechtigte Gefühle – also Gefühle, die zur Situation passen – und berechtigte Gedanken kann man nicht einfach „wegmachen“. Was daran als Belastung empfunden wird, sind auch nicht die Gefühle und Gedanken selbst, sondern die Hilflosigkeit, die entsteht, wenn man sie weghaben möchte.

Als Alternative dazu vermittle ich gerne folgendes Bild: Das Gehirn funktioniert ähnlich einem Fernsehgerät, außer dass es keinen Ein-Aus-Schalter gibt. Das „innere Ich“ ist so etwas wie die Fernbedienung. Damit bestimme ich, auf welchen Sender (Gefühl, Gedanke) ich meine Aufmerksamkeit richten möchte. Ich schalte damit die anderen Kanäle aber nicht ab, sie laufen im Hintergrund immer alle weiter. Mit der Fernbedienung kann ich also nicht bestimmen, welche Programme gerade überhaupt laufen. Ich kann damit nur auswählen, welches Programm ich mir jetzt anschauen möchte. Abschalten funktioniert nicht!

Was heißt das übertragen auf die Depression? In der Regel ist nicht der ganze Mensch in allen seinen Persönlichkeitsanteilen depressiv. Man kann z. B. darüber depressiv sein, dass man bereits eine Vielzahl von Bewerbungen geschrieben hat, aber einfach keine neue Arbeitsstelle findet, denn daran hängen viele Konsequenzen, z. B. finanzielle Einschränkungen. Das bedeutet aber nicht, dass man zu anderen Zeiten – in denen man gerade keine Bewerbungen schreibt oder Vorstellungsgespräche vorbereitet – nicht auch auf die Anteile schauen kann, die Spaß etwa an einem Hobby, in der Natur, mit dem Partner, den Kindern oder Freunden haben. Das ist sogar sehr wichtig, denn je mehr du versuchst, ein Gefühl oder einen Gedanken weghaben zu wollen, umso mehr klebt deine Aufmerksamkeit daran fest.

Man ist selten in all seinen Persönlichkeitsanteilen depressiv.

Sorgen sind Gedanken – und sonst nichts!

Viele Patienten klagen darüber, dass sie sich ständig Sorgen machen. Auch diese Sorgen hätten sie gerne „weg“. Im Englischen gibt es für sich sorgen zwei Ausdrücke: „to care for“ und „to worry“. Bei „to care for“ geht es darum, sich zu fragen, ob ich dafür sorgen kann, dass irgendein befürchtetes negatives Ereignis nicht eintritt. Man kann beispielsweise durch Einkaufen dafür sorgen, dass die notwendigen Lebensmittel zuhause sind.

Mit den Worry-Gedanken ist meist das Gefühl der Hilflosigkeit verbunden. Man macht sich Gedanken darüber, dass eine negative Situation entstehen könnte, kann dies aber nicht verhindern. Man kann sich natürlich über alles Mögliche, was auf der Welt schlecht läuft, Sorgen machen.

Beispiele: Ich mache mir Sorgen darüber, was die Corona-Pandemie für Auswirkungen haben wird. Ich mache mir Sorgen um den Klimawandel und darüber, wie es in vielen Ländern der Welt politisch zugeht. Solange ich all das auf der Ebene der Gedanken stehen lassen kann, muss es mich nicht belasten.

Wir nehmen unsere Gedanken viel zu ernst.

Die Belastung entsteht dadurch, dass ich die Ursache der Sorgen (also z. B. den Klimawandel) nicht haben möchte, aber nichts dafür tun kann, dass sich an dieser Ursache etwas ändert. Mit anderen Worten: Wir nehmen unsere Gedanken viel zu ernst.

Wenn ich beispielsweise den Satz: „Depressives are stupid" hinschreibe, dann hat er für dich keine Bedeutung, wenn du kein Englisch kannst. Kannst du Englisch, wirst du dich vermutlich sofort mit dem Inhalt auseinandersetzen und dich darüber aufregen, wie ich sagen kann, dass Depressive dumm sind. Tue ich doch gar nicht. Ich habe lediglich drei englische Wörter hingeschrieben. Ob du ihnen eine Bedeutung geben möchtest oder nicht, ist deine Entscheidung.

In Seminaren demonstriere ich eine Methode der Akzeptanz- und Commitmenttherapie (ACT), die Defusionstechnik, meist auf folgende Weise: Ich stelle mich vor einen männlichen Seminarteilnehmer hin und sage: „Ich haue dir gleich ein paar in die Fresse." Kannst du dir vorstellen, wie der Seminarteilnehmer reagiert? In bisher 100 Prozent der Fälle hat er gegrinst, weil er genau weiß, dass dieser Satz im Kontext eines Seminars völliger Unsinn ist. Würde er aber diesen Satz abends in einer Kneipe von einem Betrunkenen hören, wäre es vielleicht sinnvoll, ihm eine Bedeutung zu geben.

Was man also lernen kann, ist, seine Gedanken nicht so wichtig zu nehmen. Die meisten sind einfach unmittelbar da und entstehen völlig automatisch. Es ist also kein bewusstes: „Ich will jetzt mal über folgendes Problem nachdenken", sondern sie sind einfach unmittelbar da. Du kannst aber entscheiden, ob du unmittelbar auftauchenden Gedanken eine Bedeutung geben möchtest oder nicht.

Ich empfehle meinen Patienten als Übung, öfter einmal absichtlich Blödsinn zu denken, damit sie sich darüber klar werden, dass nicht jeder Gedanke eine Bedeutung hat. Beispielsweise könntest du denken: „Die grüne Sonne ist blau." Oder: „Zwei plus zwei ist 22." Grammatikalisch korrekt, aber inhaltlich natürlich völliger Blödsinn. Ich wette, dir fallen noch ganz viele Sätze ein, bei denen dir zu 100 Prozent klar ist, dass sie ebenfalls blödsinnig sind. Und trotzdem kann man sie denken.

Depressives Verhalten zeigen macht langfristig einsam

Auch wenn du dein depressives Gefühl als wahr und echt empfindest, weil es dir bereits aus der Kindheit oder Jugend so vertraut ist, oder weil es eben zur aktuellen Lebenssituation passt, heißt das nicht, dass du das den ganzen Tag anderen Menschen gegenüber zeigen musst. Depressives Verhalten zu zeigen, macht langfristig einsam. Noch mal ganz deutlich: Wir sind keine Sklaven unserer Gefühle.

Bereits 1980 konnte wissenschaftlich nachgewiesen werden, dass depressive Menschen zwar zunächst von ihrer Familie und Freunden verstärkt Aufmerksamkeit und Verständnis erhalten, wenn sie ihr depressives Gefühl offenbaren. Doch bereits nach relativ kurzer Zeit wenden sich dieselben Menschen von ihnen ab, weil ihnen die ständige schlechte Stimmung auf die Nerven geht. Menschen, die sich als hilflos präsentieren, machen auf Dauer auch ihre Mitmenschen hilflos – und das möchte keiner sein.

Wie schon beschrieben ist die Idee, dass ein Gefühl sich dadurch verändert, dass man es rauslässt, falsch! Es ändert sich eher dann, wenn man das Gegenteil von dem tut, was einem das Gefühl sagt. Das ist ein zentrales Grundprinzip der Verhaltenstherapie, beispielsweise wenn es um die Behandlung einer Angststörung geht. Die Angst sagt: „Geh da nicht hin, das ist gefährlich." Der Verhaltenstherapeut sagt: „Geh genau da hin, du kannst die Angst aushalten – und dann wird sie vielleicht langsam kleiner." Aber sie muss keinesfalls weg.

Viele meinen auch, immer ehrlich sein zu müssen. Sie meinen, andere zu belügen, wenn sie so tun, als ob es ihnen gut geht, obwohl dem nicht so ist. Von einer Lüge kann man aber nur dann sprechen, wenn es eine eindeutige Wahrheit gibt und ich etwas sage, was dieser Wahrheit widerspricht. Dein depressives Gefühl ist aber nur ein Teil der Wahrheit, denn es gibt in dir ja auch noch alle die Persönlichkeitsanteile, die sich nicht depressiv fühlen (siehe Seite 119).

Beispiel: Ich habe eine ca. 75-jährige Patientin, die einen Großteil ihrer Zeit depressiv ist, weil sie keinen Sinn mehr im Leben sieht. Ihr früherer Sinn war Arbeit, Arbeit, Arbeit. Jetzt sitzt sie oft stundenlang in ihrer Wohnung und starrt nur regungslos aus dem Fenster, weil sie sich zu keinerlei Tätigkeit mehr aufraffen kann. Kommt aber ihr zweijähriger Enkel zu Besuch, wird sie plötzlich wieder leben-

dig. Sie kann dann wieder tiefe Freude empfinden. Ist das deswegen gespielt, weil sie sonst die meiste Zeit depressiv ist und daher die Depression das eigentlich wahre Gefühl ist?

Ich stelle meinen Patienten übrigens fast nie die Frage: „Wie geht es Ihnen?“ Diese Frage lenkt die Aufmerksamkeit immer auf die Anteile, denen es nicht so gut geht. Überhaupt sollte man in diesem Zusammenhang die Begriffe gut oder schlecht eher vermeiden. Ich möchte dir auch erklären, warum.

Hinter „gut“ steht meistens die Vorstellung, dass es nur dann „gut“ ist, wenn „alles gut“ ist. Aber auch die Formulierung: „Ich bin depressiv!“ ist eigentlich nicht sinnvoll, weil sie unterstellt, dass du aus keinem anderen Gefühl mehr bestehst. Zudem ist Depression kein spezifisches Gefühl, sondern ein Syndrom, das aus mehreren Gefühlen (mangelndes Selbstwertgefühl, Scham, Schuldgefühl und so weiter), typischen Gedanken, unterschiedlichen körperlichen Empfindungen und bestimmten Verhaltenstendenzen besteht.

Eine dieser Verhaltenstendenzen ist der Impuls, anderen davon zu erzählen, wie schlecht du dich fühlst. Du tust dies in der Hoffnung, dass darüber reden an dem Gefühl etwas verbessert. Das Gegenteil ist meistens der Fall. Denn häufig kommen dann gut gemeinte Ratschläge, meist Dinge, die du selbst schon ausprobiert hast – und die nichts genutzt haben.

Auch der Partner muss nicht alles von dir wissen Viele Menschen, die mit einem Partner zusammenleben, sind überzeugt, sie müssten wenigstens ihm gegenüber immer ehrlich und authentisch sein. Meiner Meinung nach spielt man auch in der Partnerbeziehung die meiste Zeit eine Rolle. Man muss sich irgendwie (bei den meisten Paaren geschieht dies auf einer unbewussten Ebene) darauf einigen, wie man miteinander umgehen möchte, damit sich beide in der Partnerschaft wohlfühlen.

Das kann aber sicher nicht so aussehen, dass jeder von beiden seine aktuelle Emotion einfach ungefiltert auslebt. Und der Partner muss auch nicht alles wissen, was man tut, wenn er nicht anwesend ist. Ich hatte zum Beispiel schon mehrere Patienten, die es störte, wenn sie mitbekamen, dass ihr Partner sich Pornos anschaut. Es würde sie also nicht stören, wenn sie es gar nicht wüssten.

Auch in einer guten Paarbeziehung darf jeder seine kleinen Geheimnisse haben.

Ich möchte jetzt nicht dafür plädieren, den Partner zu hintergehen. Aber warum kann ich nicht etwas tun, was mir guttut, von dem ich aber weiß, dass es mein Partner nicht gut finden würde, wenn er es wüsste? Wenn es dir schlecht geht und du nicht weißt, was du tun kannst, damit es dir wieder besser geht, weiß es dein Partner in der Regel auch nicht.

Mit Klagen machst du deinen Partner hilflos. Das wollen aber die meisten Menschen nicht sein. Aus dieser Hilflosigkeit heraus geben sie dann oft gute Ratschläge und sind enttäuscht, wenn der andere sie nicht umsetzt oder wenn sie nichts nutzen. Genau das ist aber extrem wahrscheinlich. Wenn dir dein Partner beim effektiven Problemlösen helfen könnte, so wie ich es auf Seite 76 dargestellt habe, dann wäre es sinnvoll, mit ihm über deine aktuellen Emotionen zu reden. Aber wer macht das schon so systematisch?

Es macht natürlich dann einen Sinn, mit deinem Partner zu reden, wenn du glaubst, dass dein depressives Gefühl mit Situationsbedingungen zu tun hat, die du ändern könntest und die auch Konsequenzen für deinen Partner haben. Wenn du beispielsweise überlegst, deinen Arbeitsplatz zu wechseln oder zu kündigen, hat das vielleicht finanzielle Auswirkungen für die gesamte Familie – dann musst du natürlich darüber reden. Oder wenn dein Wunsch nach einem Arbeitsplatzwechsel einen Umzug der Familie in eine andere Stadt bedeuten würde.

Und natürlich musst du reden, wenn die Partnerbeziehung selbst die Ursache für deine Depression ist. So paradox es klingen mag, aber manchmal hat der Partner etwas davon, wenn der andere depressiv ist. Der Nichtdepressive kann dann z. B. der Fürsorgliche sein, der sich um den Kranken kümmert, was wiederum sein eigenes Selbstwertgefühl verbessert.

Wenn der depressive Partner bei einem zugelassenen Therapeuten in Einzeltherapie ist, ist es natürlich auch möglich, den Partner zu einigen Gesprächen hinzuzuziehen. Es bleibt dann allerdings immer einer der Patient und der andere ist der Helfer.

Sinnvoll wäre dann eine Paartherapie. Dabei muss das Ziel nicht unbedingt sein, die Beziehung – egal wie – aufrechtzuerhalten bzw. weiterzuführen. Man kann die Therapie auch nutzen, um sich auf eine angemessene Weise voneinander zu trennen.

Die Paartherapie wird allerdings nicht von der Krankenkasse bezahlt. Das hat aber andererseits den Vorteil, dass du dir nicht nur unter den von der Kasse zugelassenen Therapeuten jemanden suchen kannst, der sich auf Paartherapie spezialisiert hat.

Paartherapeuten haben häufig eine Ausbildung in systemischer Familientherapie, von der es wiederum mehrere Varianten gibt. In der systemischen Therapie geht man davon aus, dass die Probleme nicht durch eine wie immer geartete Störung irgendeines Mitglieds des Systems (z. B. Familie oder Partnerschaft) verursacht werden, sondern dass die Störung im System selbst liegt. Der Patient in einer systemischen Paar- oder Familientherapie ist daher das Paar oder die Familie, und nicht das einzelne Mitglied. Es geht weniger um eine Veränderung von Gedanken oder Verhaltensweisen des Einzelnen, sondern um die Frage, wie kann man die Beziehungen zwischen den Mitgliedern des Systems verändern.

Im Falle einer Paartherapie sollten sich beide Partner mit dem Therapeuten wohlfühlen. Also mach dir auch hier die Mühe, mit mehreren Therapeuten Erstgespräche zu vereinbaren, um zu prüfen, ob der jeweilige Therapeut für euch beide passt.

Welchen Freunden erzählst du was? Auch Freunden gegenüber meinen viele immer ehrlich sein und alles erzählen zu müssen. Aber auch Freunde kann man mit zu viel Ehrlichkeit belasten und sogar kränken.

Ich hatte mal einen Arbeitskollegen, der sich in eigener Praxis niedergelassen und zu einer Einweihungsfeier eingeladen hatte. Einer der eingeladenen Kollegen sagte mit der Begründung ab, dass er an diesem Abend seinen Schafkopfabend habe. Das war zwar ehrlich, aber meiner Meinung nach kränkend. Denn dahinter steht die Beziehungsaussage: „Du bist mir nicht wichtig genug, um meinen Schafkopfabend ausfallen zu lassen." Dabei gibt es doch freundliche, gesellschaftlich akzeptierte Begründungen wie „Da habe ich leider keine Zeit" oder „Da kann ich leider nicht". Dann lässt man den Freund zwar im Unklaren darüber, was einem denn wichtiger ist, als zur Einweihungsfeier zu kommen, aber ist das nicht weniger kränkend als die ehrliche Begründung?

Jeder von uns hat gewisse schauspielerische Fähigkeiten. Ich gehe davon aus, dass es ein Echtsein gar nicht gibt, weil jeder Mensch aus vielen Persönlichkeitsanteilen besteht, von denen sich vielleicht nur manche depressiv fühlen, andere aber nicht.

Natürlich macht es einen guten Freund aus, dass ich ihm sagen kann, wie es mir geht. Aber auf Dauer möchte das keiner hören, weil es – ich wiederhole mich – hilflos macht. Freunde können auch dazu da sein, einen von seinem depressiven Anteil abzulenken, indem man gemeinsam etwas unternimmt, was Spaß macht oder machen könnte.

Mach dir bitte bewusst: In der Regel können Freunde wenig dabei helfen, das ursprüngliche Problem, das die Depression auslöste und aufrechterhält, zu lösen. Aber sie werden eine Zeitlang immer wieder Versuche unternehmen, dich von dem Problem abzulenken. Wenn du aber jedes Mal Nein sagst, werden sie früher oder später ihre Bemühungen einstellen.

Freunde zu vergraulen, hilft nicht aus der Depression.

In der Depression Freunde zu verlieren, verstärkt natürlich die Depression. Auch hier geht es nicht darum, dass es sich gut anfühlen muss, mit Freunden abends wegzugehen und belanglose Gespräche zu führen – aber einsam zuhause an die Wand oder in den Fernseher zu starren, ist auch nicht besser.

Komplexe Probleme löst man lieber alleine Die Kehrseite: Wie ich schon mehrfach erwähnt habe, sind die meisten Probleme, die zu einer Depression führen, ziemlich komplex. Konkret ist das Problem, dass die Depression häufig durch Konfliktsituationen verursacht wird, für die es keine gute Lösung gibt, beispielsweise die Frage nach einer Trennung vom Partner. Freunde tendieren dazu, eine Seite des Konflikts zu vertreten, indem sie etwa sagen: „Trenne dich von diesem Partner.“ Dies führt dann bei dir zu einem Gegenargument: „Ja, aber ...!“ und stärkt den Anteil, der die andere Seite des Konflikts darstellt. In so einer Situation wird dein Problem also größer statt kleiner – und es kann hier durchaus gut sein, für sich alleine zu sein, um eine Entscheidung treffen zu können.

Freunde tendieren ähnlich wie Partner meist dazu, aus der komplexen Problematik einige wenige Argumente herauszunehmen, die ihnen gerade wichtig erscheinen. Du hast möglicherweise andere Argumente, die du zumindest bestimmten Freunden oder Bekannten gegenüber gar nicht preisgeben möchtest. Wenn sie aber nur einen Teil der Argumente kennen dürfen, können sie wahrscheinlich auch keinen guten Rat geben.

Ich mache ein fiktives Beispiel, um den Punkt zu verdeutlichen: Nehmen wir an, es geht um die Frage der Trennung von deinem Partner. Nach dem, was die Öffentlichkeit über eure Partnerbeziehung weiß, ist jedem klar, dass du dich von ihm trennen musst. Aber vielleicht ist es die Art der sexuellen Beziehung, die ihr miteinander habt, die dich davon abhält. Das ist wiederum ein Aspekt, von dem niemand etwas weiß und auch nicht wissen soll.

Was sagst du gegenüber Arbeitskollegen oder dem Chef? Es gibt leider immer noch viele Menschen, die glauben, dass Depression keine Krankheit oder Störung sei, sondern einfach eine charakterliche Schwäche, und dass man sich einfach zusammenreißen oder mal wieder Sport treiben müsse, dann sei alles wieder gut. Warum sollte man solchen Menschen gegenüber ehrlich sagen, dass man unter einer Depression leidet?

Ein depressiver Mensch braucht Verständnis, und nicht noch eins auf den Deckel. Wie bereits erwähnt, definiert die WHO Gesundheit als einen „Zustand vollkommenen körperlichen, seelischen und sozialen Wohlbefindens". Nach dieser Definition ist jeder von uns mehr oder weniger krank.

Depression ist ein Zeichen dafür, dass du eine Auszeit brauchst. Dann nimm sie dir! Die Begründung dafür muss nicht unbedingt ehrlich sein, sondern nur für andere plausibel. Für einige, sehr verantwortungsvolle Berufe (z. B. Lokführer, Busfahrer, Berufskraftfahrer oder Pilot) ist es zudem äußerst ungünstig, wenn bekannt wird, dass du unter einer Depression leidest.

Kein Gesetz verlangt von dir, deinem Chef gegenüber ehrlich sein zu müssen.

Die Diagnose erscheint ja bei einer Krankschreibung auch nicht auf dem Teil, dem man dem Arbeitgeber geben muss. Dieser weiß offiziell also nicht, warum du arbeitsunfähig bist. Ich kann dir nur raten, auch im persönlichen Gespräch die Depression nicht als Grund zu nennen, sondern beispielsweise Rückenschmerzen oder andere körperliche Beschwerden, die vielleicht damit einhergehen. Die Erfahrung zeigt leider, dass meist kein Verständnis dafür vorherrscht, wenn aufgrund einer Depression der Gesundungsprozess ein halbes Jahr oder auch länger dauern kann.

PSYCHOSOMATIK: WENN GEFÜHLE SICH ALS KÖRPERLICHE BESCHWERDEN ZEIGEN

Es gibt viele Menschen, die sich damit schwertun, Gefühle als Gefühle wahrzunehmen, sie nehmen diese eher als körperliche Beschwerden wahr.

Ich habe eine Patientin, deren Mann mit Ende 50 plötzlich an einem Herzinfarkt verstorben ist. Sie konnte keine Trauer spüren, stattdessen aber Magenschmerzen, aufgrund derer sie fast nichts mehr essen konnte.

Eine andere Patientin fühlte sich durch das Verhalten ihres Ex-Mannes im Scheidungskrieg gedemütigt, was ihr an die Nieren ging – entsprechend verspürte sie Schmerzen im Bereich der Nieren.

Früher gab es für diese Zusammenhänge den Begriff der larvierten Depression, was bedeutet, dass sich die Depression hinter körperlichen Beschwerden versteckt. Magen- und Nierenschmerzen sind nur zwei typische Beispiele. Eine Depression kann sich hinter einer Vielzahl von körperlichen Beschwerden, für die es keine klare medizinische Ursache gibt, verbergen. Der Patientin mit der Trauer ging es mit fünf mg Doxepin sowohl psychisch als auch im Hinblick auf die Magenbeschwerden deutlich besser.

Ein dagegen weitgehend akzeptierter Begriff ist der des Burn-outs, denn er unterstellt, dass du dich für längere Zeit für deine berufliche Tätigkeit verausgabt hast. Von Burn-out gegenüber deinem Arbeitgeber zu sprechen, kann auch ein erster Schritt sein, an deinen Situationsbedingungen etwas zu verändern. Du machst dem Chef damit klar, dass bestimmte Arbeitsbedingungen (für dich) unerträglich sind, und dass er daran etwas ändern sollte.

Wenn deine Depression durch Ereignisse im privaten Bereich begründet ist, geht es deinen Arbeitgeber ohnehin nichts an. Hier verbietet sich teilweise sogar Ehrlichkeit, weil es die Persönlichkeitsrechte einer anderen Person beeinträchtigen kann.

Die Symptome eines Burn-outs und einer Depression sind im Wesentlichen die gleichen. Von Burn-out spricht man, wenn die depressive Symptomatik durch eine länger andauernde Überlastungs- oder Überforderungssituation (meist im beruflichen Bereich) entstanden ist.

Beispiel: Ich habe einen Patienten, der vor ca. zwei Jahren an einer psychotischen Episode erkrankt ist. Das ist ein Zustand, in dem man die Realität völlig verzerrt wahrnimmt und Handlungen vornimmt, die man im gesunden Zustand nie tun würde, in dem Fall war es ein Suizidversuch. Die Genesung von dieser Erkrankung dauert jetzt etwa zwei Jahre an und belastet die Partnerbeziehung erheblich. Soll die Partnerin, die als Metzgereiverkäuferin arbeitet, jetzt ihrem

Arbeitgeber oder den Kollegen ehrlich sagen, dass ihr Partner eine Psychose hatte – und sie deswegen so belastet ist?

Achtsam im Hier und Jetzt

Seit einigen Jahren ist ein Konzept in der Psychotherapie modern geworden, das sich Achtsamkeit nennt. Es geht dabei darum, auf alles zu achten, was man gerade wahrnehmen kann, besonders auch auf die aktuellen Gefühle, ohne etwas daran verändern zu wollen. Dabei ist es egal, ob es sich um die aktuelle äußere oder die aktuelle innere Realität handelt. Achtsamkeit bedeutet, mit deiner gesamten Aufmerksamkeit im Hier und Jetzt zu sein.

Zunächst mal ist es demnach sinnvoll, die gegenwärtige Situation oder das gegenwärtige Gefühl radikal zu akzeptieren. Da das Wort akzeptieren meist in dem Zusammenhang verwendet wird, etwas akzeptieren zu müssen, was man eigentlich nicht akzeptieren will, wird es mit dem Modell der Persönlichkeitsanteile verständlicher für dich: Es gibt einen Anteil, der es akzeptieren will in dem Sinn, dass ich keine Möglichkeit sehe, die Situation zu verändern. Und dieser Teil steht in Konflikt mit einem anderen Anteil, der die Situation oder das Gefühl nicht akzeptieren will.

Vielleicht gibt es ja jemanden, der dir helfen kann, deine Situation zuverändern.

Und jetzt muss das innere Ich wieder entscheiden: „Kann ich etwas tun, um an der Situation oder dem Gefühl etwas zu verändern, oder nicht?“ Kann ich nichts tun, dann bedeutet das aber nicht automatisch, dass ich es akzeptieren muss. Vielleicht gibt es ja jemanden, der mir helfen kann, die Situation zu verändern.

Ein Beispiel: Wenn du bei Regen ins Freie gehen möchtest, solltest du akzeptieren, dass es regnet, denn das kannst du nicht verändern. (Auf den Komiker Karl Valentin (1882–1948) soll das Zitat zurückgehen: „Ich freue mich, wenn es regnet, denn wenn ich mich nicht freue, regnet es auch.“) Aber ich habe natürlich einen Einfluss darauf, wie ich mich anziehe oder ob ich einen Schirm mitnehme.

Damit möchte ich deutlich machen: Wenn du meinst, du musst etwas akzeptieren, dann nimm dies als Anlass, um genauer zu untersuchen, was an der Situation tatsächlich nicht beeinflussbar ist und welchen Anteil du beeinflussen kannst.

Manche meiner Kollegen empfehlen konkrete Übungen, um Achtsamkeit zu lernen. Ich finde es wichtiger, sie ständig im Alltag zu üben. Besonders gut kann man üben, wenn man etwas tut, bei dem man nicht denken muss. Dann tendiert das Gehirn nämlich oft dazu, Sorgengedanken zu produzieren. Achtsamkeit beim Staubsaugen würde beispielsweise bedeuten, sich konkret auf die Situation bezogene Gedanken zu machen: Wie fühlt sich der Griff des Staubsaugers in der Hand an? Wie ist das Geräusch des Staubsaugers? Welche Farben hat dieser Teppich, den ich sauge? Es geht also darum, mit der gesamten Aufmerksamkeit in der aktuellen Situation – dem Staubsaugen – zu sein.

Eine gute Übung ist es auch, alles einmal extrem langsam zu machen, am besten wenn du alleine zuhause bist. Ich meine damit nicht, langsamer als sonst, sondern wirklich extrem langsam. Beispiel: Beim Aufstehen aus dem Sessel zu spüren, wie sich die Hand auf der Lehne aufstützt. Wie sich der Körper ganz langsam aufrichtet und dann der Stand mit den Füßen auf dem Boden spürbar wird. Wie sich dann beim Gehen jeder Schritt langsam aufbaut. und sich dabei immer wieder zu fragen: Was kann ich sehen, hören, spüren? Ein Meditationslehrer soll mal gesagt haben: Wenn du Zeit hast, solltest du jeden Tag eine halbe Stunde meditieren, wenn du keine Zeit hast eine Stunde.

Wechsel in einen nicht depressiven Persönlichkeitsanteil

Jeder Persönlichkeitsanteil in dir besteht im Prinzip aus sieben grundlegenden Komponenten:

1. In bestimmten Situationen werden automatisch bestimmte Anteile aktiviert, die in anderen Situationen keine Rolle spielen. Wenn ich beispielsweise an diesem Buch schreibe, bin ich automatisch in einem völlig anderen Anteil, als wenn ich mit meinem Sohn spiele.
   Konsequenz: Suche Situationen auf, in denen der depressive Anteil möglichst nicht aktiviert wird. Also lege dich z. B. nicht gerade ins Bett oder auf die Couch.
2. Zu jedem Persönlichkeitsanteil gehören typische Gedanken, Grundeinstellungen, Werthaltungen und so weiter. Diejenigen, die in der Kindheit in Situationen entstanden sind, die als existenzbedrohend erlebt wurden, sind natürlich viel genereller als aktuelle Anteile, die sich beispielsweise auf eine politische Meinung beziehen.
   Konsequenz: Mache dir bewusst Gedanken über Dinge, über die ein Kind noch gar nicht nachdenken kann. Stell dir vor allem nicht die Frage, was du tun musst, um geliebt zu werden.
3. Jeder Persönlichkeitsanteil hat typische Gefühle. Dein depressiver Anteil beinhaltet wahrscheinlich mehrere Gefühle: niedriges Selbstwertgefühl, Schuldgefühle, Scham, Einsamkeit, Hilflosigkeit, Hoffnungslosigkeit. Deswegen drängt sich dieser Anteil ständig in den Vordergrund, weil so viele heftige Gefühle mit ihm verbunden sind.
   Konsequenz: Lerne, die kleinen Gefühle, die im erwachsenen Leben häufiger vorkommen, besser wahrzunehmen. Beispiel:

Ich schreibe dieses Buch natürlich, um von jedem Leser geliebt zu werden. Das kann aber heute Abend, wenn ich beschließe, für heute mit dem Schreiben aufzuhören, noch gar nicht passieren. Dann kann ich aber stolz darauf sein, wieder einen kleinen Schritt vorangekommen zu sein.

4. Jeder Persönlichkeitsanteil äußert sich auch auf der körperlichen Ebene mit bestimmten Empfindungen und Missempfindungen. Zum depressiven Anteil gehören oft Appetitmangel, Verdauungsprobleme, Schlafstörungen, Kraft- oder Energielosigkeit.
   Konsequenz: Dann tu Dinge, die deinem Körper guttun (siehe ab Seite 135).
5. Zu jedem Persönlichkeitsanteil gehört ein typisches Ausdrucksverhalten, eine bestimmte Mimik, Gestik, Körperhaltung und so weiter. Den depressiven Anteil erkennt man oft an einem gesenkten Kopf, heruntergezogenen Mundwinkeln sowie einer insgesamt schlaffen Körperhaltung. Viele psychologische Untersuchungen belegen, dass eine bewusste, absichtliche Veränderung von Haltung und Mimik sich positiv auf die Stimmung auswirken kann.
   Konsequenz: Es ist viel schwerer, depressiv zu sein, wenn man lächelt. Hast du heute schon gelächelt?
6. Jeder Persönlichkeitsanteil hat einen bestimmten Handlungsimpuls. Der depressive Anteil möchte sich am liebsten im Bett verkriechen, die Decke über den Kopf ziehen, um nichts mehr hören und sehen zu müssen.
   Konsequenz: Also tue etwas, was mit depressiv sein nicht vereinbar ist.
7. Der letzte Punkt ist den meisten Menschen nicht bewusst: Durch das, was auf den oben genannten anderen sechs Ebenen passiert, teilen wir anderen Menschen mit, in welchem Persönlichkeitsanteil wir uns gerade befinden. Und die anderen Menschen

reagieren auf das, was sie dort wahrnehmen. Sie reagieren also nicht einfach nur auf das, was du sagst.
Konsequenz: Das bedeutet: Wenn du auf den ersten fünf Ebenen deinen depressiven Anteil zum Ausdruck bringst und dann auf der sechsten Ebene versuchst, anders zu handeln, dann erleben dies deine Mitmenschen und du selbst als Schauspielerei.

Versuche deswegen nicht, nicht depressiv zu sein. Es geht darum, mit deiner gesamten Aufmerksamkeit in einen anderen Kanal zu wechseln: Entgegen deinem Gefühl zu handeln, bedeutet, ganz in Persönlichkeitsanteile zu wechseln, deren Gefühlsebene nicht depressiv ist. Um noch mal das Bild vom Fernseher zu benutzen: Es geht nicht darum, Tagesthemen zu schauen und sich dabei darüber zu freuen, wenn von schrecklichen Dingen auf dieser Welt berichtet wird, sondern umzuschalten auf ein Programm mit angenehmeren Themen. Auch ein Achtsamkeitstraining kann dir dabei helfen, diesen Wechsel zu üben (siehe Seite 131).

Leben ist das, was passiert, während du etwas anderes planst!

4. Deinem Körper etwas Gutes tun

„Mens sana in corpore sano!“, diese lateinische Redewendung spiegelt eine uralte Weisheit wider: Ein gesunder Geist wohnt in einem gesunden Körper. Mittlerweile ist in etlichen wissenschaftlichen Studien nachgewiesen, dass sich sportliche Betätigung unmittelbar positiv auf eine depressive Stimmung und insgesamt auf die körperliche und seelische Gesundheit auswirkt. Mithilfe von Laboruntersuchungen konnte nachgewiesen werden, dass Sport auf die gleichen Überträgerstoffe im Gehirn einwirkt, wie auch Antidepressiva es tun. Wissenschaftlich untersucht wurde in vielen Studien jedoch weniger eine konkrete Sportart, sondern das Ausmaß regelmäßiger sportlicher Betätigung generell.

Interessanterweise kam bei diesen Untersuchungen heraus, dass ein mittleres Ausmaß an körperlicher Aktivität am günstigsten ist. Also nicht zu wenig, aber auch nicht zu viel zu tun. Besonders günstig sind Sportarten, die zudem in der Gruppe ausgeübt werden, weil damit auch gleichzeitig das Bedürfnis nach sozialen Kontakten befriedigt werden kann. Besonders geeignet dürfte das Nordic Walking in kleiner Gruppe sein, da man sich hier während des Sports mit jemandem unterhalten kann.

Es muss nicht anstrengend sein

Insgesamt gilt: Regelmäßig und wohldosiert ist besser als unregelmäßig und übertrieben intensiv. Überlege doch einmal, ob du nicht jeden Morgen nach dem Aufstehen oder Duschen z. B. fünf Minuten Gymnastik machen könntest? Das können ein paar wenige Übungen aus dem Yoga oder Qigong oder einer anderen Methode sein, die dir guttut. Wichtig ist, dass der Tag damit beginnt, deinem Körper etwas Gutes zu tun.

Grundsätzlich ist alles gegen Depression nützlich, was du deinem Körper Positives tust. Das können auch weniger anstrengende Dinge sein, z. B. sich eine wärmende Badewanne zu gönnen, den Körper zu pflegen, sich etwas Schönes anzuziehen und so weiter.

Die Situation zu verändern, braucht Kraft und Mut – und einen gesunden Körper.

Du wirst feststellen: Andere Menschen kümmern sich eher (wieder) um dich, wenn auch du dich wieder selbst um dich und deinen Körper kümmerst. Die aktuelle Lebenssituation zu verändern, wie ich es oben beschrieben habe, geht ja oft nicht auf die Schnelle. Sich positiv um den Körper zu kümmern, geht aber auch dann schon, wenn die Situation noch nicht besser geworden ist.

Meine Empfehlung: Die Situation zu verändern, braucht oft Kraft und Mut, und dazu brauchst du einen gesunden Körper. Also tue etwas für ihn! Ich bin immer wieder erstaunt, dass Patienten auch Dinge, die nur geringen Aufwand erfordern und ihnen guttun würden, nicht tun. Zu Beginn kann man sich z. B. auch professionelle Hilfe suchen oder mit entsprechenden Ratgeberbüchern, Videos oder Ähnlichem üben.

Beispiel: Ich habe eine ca. 70-jährige Rentnerin als Patientin, die eigentlich nichts zu tun hat, als sich den ganzen Tag um ihr Wohlbefinden zu kümmern. In der letzten Therapiesitzung klagte sie über ständige Rückenschmerzen. Ich fragte sie, ob sie denn nach dem Aufstehen – oder überhaupt irgendwann im Laufe des Tages –irgendeine Art von Gymnastik macht. Die Antwort lautete Nein. Dabei kostet es nur wenige Minuten, von denen diese Patientin viel zu viele jeden Tag hat, in der Frühe nach dem Aufstehen ein paar wenige gymnastische Übungen zu machen, die dem Rücken und dem allgemeinen Wohlbefinden guttun.

Wellness, Massage und was sonst noch guttut

Wenn du es dir leisten kannst, dann bezahl andere Menschen dafür, dass sie dir etwas Gutes tun. Geh beispielsweise zur Massage, zur Nagelpflege oder zur Kosmetikerin. Auch gut essen zu gehen, darf zu diesem Programm dazugehören. Wichtig ist mir bei alledem die grundlegende Haltung dazu: Eine Depression wird in den meisten Fällen überwiegend durch die aktuellen Situationsbedingungen ausgelöst und aufrechterhalten, die als unerträglich bewertet werden. Daran ändern die gesamten Maßnahmen, die ich gerade beschrieben habe, natürlich überhaupt nichts. Sie bewirken nicht, dass du dich wie durch Zauberhand nur noch gut fühlst. Sie sollen verhindern, dass du in der Depressionsspirale immer weiter nach unten rutschst. Denn dann wird es immer schwieriger, den inneren Schweinehund zu überwinden und an der eigentlichen Ursache etwas zu verändern.

Den inneren Schweinehund überwinden

Um das umsetzen zu können, war das Kapitel über die Persönlichkeitsanteile wichtig. Ich weiß, dass es schon oft schwer ist, sich aufzuraffen, um Sport zu machen oder sich um den Körper zu kümmern, wenn man depressiv ist. Tu es trotzdem! Setz dich aber nicht unter Druck im Sinne von: „Ich muss jetzt Sport machen!“, sondern werde dir klar, dass es einen Teil in dir gibt, der etwas dafür tun will, damit es dir besser geht. Dies passiert, während es gleichzeitig einen Teil in dir gibt, der dich bremst und sagt: „Ich kann aber nicht.“ Das stimmt nämlich nicht.

Der Teil, der sagt: „Ich kann nicht“, hat nur dann die Chance aufzutauchen, wenn er vorher ein „Ich muss!“ zu hören bekommen hat. Wenn du dir stattdessen diesen Konflikt zwischen dem Teil, der will, und dem Teil, der gleichzeitig nicht will, bewusst machst, kannst du auch eine bewusste Entscheidung treffen.

Ich möchte es an dieser Stelle noch einmal betonen, weil ich auch bei meinen Patienten in der Praxis immer wieder erlebe, dass sie wahnsinnig lange brauchen, bis sie diesen zugegebenermaßen komplexen Zusammenhang wirklich verstehen: Es geht nicht darum, dass du entscheidest: „Ich will!“ oder: „Ich will nicht!“. Es wird immer den intellektuellen Teil in dir geben, der will, und den emotionalen Teil, der nicht will. Es geht darum zu registrieren, dass beide Anteile berechtigterweise gleichzeitig da sind und auch da bleiben werden – egal welche Entscheidung du triffst.

Entscheidest du dich dafür, Sport zu machen, dann macht das in der Depression viel weniger Spaß als früher. Es ist alles sehr viel mühsamer und dadurch wird der emotionale Anteil natürlich noch stärker mit seinem Argument: „Was soll denn das Ganze, das hilft doch eh nicht aus der Depression!“

Entscheidest du dich dafür, keinen Sport zu machen, macht dir der andere Anteil Vorwürfe: „Das würde dir bestimmt guttun, du musst nur deinen inneren Schweinehund überwinden und deinen faulen Hintern hochkriegen.“ Du siehst: Egal wie du dich entscheidest, es fühlt sich nicht gut an. Du erinnerst dich an dieses schon besprochene Problem: Du suchst eine gute Lösung für ein Problem, für das es gar keine gute Lösung gibt (siehe Seite 80).

Es ist normal, dass Entscheidungen sich auch mal nicht gut anfühlen.

Es ist auch kein Schweinehund, der da in dir steckt und mit Willenskraft überwunden werden muss. Es ist der Anteil, der dich vor einer Anstrengung schützen will, die sich – vielleicht – nicht lohnt. Versuche bitte nicht, diesen Anteil zu bekämpfen oder ihn zu überwinden, sondern höre auch auf ihn und triff eine bewusste Entscheidung, welcher Anteil dir momentan wichtiger ist.

Den Tag strukturieren

Ein wichtiges Hilfsmittel in der Depression ist es, seine Tagesstruktur aufrechtzuerhalten bzw. eine Tagesstruktur zu schaffen. Das bedeutet: Alltägliche Dinge einfach zu tun, egal ob du dazu Lust hast oder nicht. Es gibt viele Dinge im Alltag, die sinnvollerweise erledigt werden sollten. Und die auch zu Zeiten, in denen du nicht depressiv bist, nicht unbedingt Spaß machen: Haushaltstätigkeiten zu erledigen, einkaufen oder zur Arbeit zu gehen, sich um die Probleme des Partners oder der Kinder zu kümmern und so weiter.

Darüber hinaus ist es durchaus berechtigt, Dinge einzuplanen, die einen von der deprimierenden Situation ablenken, die aktuell zu erledigen sind. Das sollten dann aber möglichst Dinge sein, die ein gewisses Ausmaß an Aufmerksamkeit und Konzentration erfordern. Beim Spazierengehen kann man nämlich weiterhin seinen depressiven Gedanken nachgehen. Beim Schachspielen oder vielen anderen Gesellschaftsspielen ist das schon viel schwieriger.

Meine Empfehlung: Plane also Tätigkeiten im Tagesverlauf ein, die deine gesamte Aufmerksamkeit erfordern – aber halte dich nicht zwanghaft an deinen Plan! Wenn einmal ein Tag dabei ist, an dem du nur depressiv auf der Couch liegst, ist auch das völlig in Ordnung.

Selbstvorwürfe sind verboten!

Überhaupt ist es das Wichtigste, sich keinerlei Vorwürfe dafür zu machen, was man wieder alles nicht getan und geschafft hat. Du gibst jeden Tag so viel, wie du geben kannst – mehr geht nicht!

So unterstützt dich deine Ernährung

Es wird immer wieder behauptet, dass man die Botenstoffe im Gehirn, die wahrscheinlich mit einer Depression in Zusammenhang stehen, nicht durch die Ernährung beeinflussen könne. Wissenschaftliche Untersuchungen zu dieser Fragestellung gibt es kaum. Aber es gibt durchaus begründete Vermutungen und für manches auch wissenschaftliche Belege. Beispielsweise ist gut belegt, dass ein Vitamin-D-Mangel zu allen möglichen psychosomatischen Beschwerden führen kann.

Gerade in den Wintermonaten haben fast alle Menschen in Deutschland einen Vitamin-D-Mangel, denn die Vorstufe von Vitamin D, die wir mit der Nahrung aufnehmen, muss durch Sonnenlicht auf der Haut in wirksames Vitamin D umgewandelt werden. Insofern könnte man eine medikamentöse Depressionsbehandlung auch zunächst mit einem Vitamin-D-Präparat beginnen.

Achte auf ausreichende Vitaminzufuhr – vor allem in der dunklen Jahreszeit.

Wenn man es korrekt und vorsichtig machen möchte, sollte man zunächst den Vitamin-D-Spiegel anhand einer Blutuntersuchung bestimmen und davon abhängig machen, wie hoch man eine Nahrungsergänzung mit Vitamin D dosiert. In den meisten Fällen werden sehr hohe Dosen erforderlich sein.

Ich glaube auch nicht, dass es Nahrungsmittel gibt, die spezifisch gegen Depressionen wirken. Sich aber überhaupt (wieder) für gesunde Ernährung zu interessieren, hat möglicherweise einen antidepressiven Effekt. Was unter einer gesunden Ernährung zu verstehen ist, darüber wechseln die Meinungen sogar unter Experten regelmäßig. Es gibt dennoch einige Grundsätze, die sich bewährt haben, hier fünf wichtige:

1. Drei Mahlzeiten pro Tag – und sonst nichts! – helfen, das Gewicht zu halten.
2. Fleisch muss nicht jeden Tag sein.
3. Fisch sollte mindestens einmal pro Woche auf dem Speiseplan stehen.
4. Vitamine sollte man möglichst über Gemüse und Obst zu sich nehmen. Zu viel Obst sehe ich eher kritisch, da die meisten

Obstsorten auch relativ viel Zucker enthalten. Es spricht auch nichts dagegen, die Vitamine und Mineralstoffe in Form von Tabletten einzunehmen.

5. Alkohol ist kein Antidepressivum, sondern er verschlimmert die Depression.

Inzwischen mehren sich die Ergebnisse wissenschaftlicher Untersuchungen zu der Frage, wie sich die Besiedlung des Darms, das sogenannte Mikrobiom (oder auch die Darmflora), auf unsere Stimmung auswirkt. Hier steht die Forschung aber noch ganz am Anfang, sodass ich keine speziellen Tipps geben kann. Du kannst aber durchaus das eine oder andere Probiotikum ausprobieren und einfach testen, ob es dir damit besser geht auch von der Stimmung her.

Bei Probiotika (*pro,* lat. = für; *bios,* griech. = Leben) handelt es sich um bestimmte lebende Mikroorganismen, z. B. Milchsäurebakterien und Hefen, mit deren Hilfe das bakterielle Gleichgewicht im Darm unterstützt werden kann. Insbesondere Bifido- und Milchsäurebakterien, Laktobazillen genannt, sollen hier einen positiven Einfluss haben. Du findest sie vor allem in sauren Milchprodukten wie Joghurt und Kefir. Du solltest allerdings auf die Qualität achten und z. B. auf wärmebehandelte Joghurts eher verzichten, da sie keine lebenden Milchsäurebakterien mehr enthalten.

Neben den Probiotika gibt es die Präbiotika, damit meint man nicht verdaubare Lebensmittelbestandteile wie Ballaststoffe, die auch das Wachstum sowie die Aktivität der Bakterien im Dickdarm fördern können. Alternativ gibt es viele Nahrungsergänzungsmittel auf dem Markt, lass dich bei Bedarf am besten von Experten (z. B. Ernährungswissenschaftlern) beraten.

Meine Empfehlung: Die meisten depressiven Menschen haben eher einen Appetitmangel. Es gibt aber auch depressive Menschen, die zu viel essen (z. B. Frustesser) und dann wahllos irgendwas, was gerade in Reichweite ist, essen. Auch hier ist es wichtig, gegen den ersten Impuls oder das depressive Gefühl zu handeln. Vielleicht ist gerade so eine Situation eine gute Gelegenheit, sich mit neuen Rezepten zu beschäftigen, um auszuprobieren, ob einem nicht doch das eine oder andere schmeckt. Oder auch im Supermarkt einfach mal etwas kaufen, was sonst nicht auf der üblichen Einkaufsliste steht.

Verrückter Tipp für Menschen, die alleine leben

Jetzt kommt noch eine konkrete Technik, die vielleicht auf den ersten Blick verrückt erscheint: Viele depressive Menschen leben alleine. Sie haben dann die Einstellung: „Warum soll ich für mich alleine etwas Aufwändiges kochen und den Esstisch schön herrichten?“ Die Antwort: Weil du lernen sollst, dich selbst wichtig zu nehmen! Das gilt vor allem dann, wenn es schon kein anderer tut.

Viele depressive Menschen sind viel zu brav. Du kannst versuchen, wie es sich anfühlt, einmal etwas Verrücktes zu tun.

Ich habe weiter oben schon ausgeführt, dass die depressiven Persönlichkeitsanteile meistens in der Kindheit in Situationen entstanden sind, in denen man von den Eltern nicht das bekommen hat, was man gebraucht hätte. Die konkrete Übung besteht nun darin, für diesen Persönlichkeitsanteil ein Symbol zu finden (z. B. eine Puppe oder einen Teddybär oder sonst irgendetwas, was an die Kindheit erinnert) und dieses Symbol auf einen eigenen Stuhl am Esstisch zu setzen – und für diesen Anteil auch mit aufzudecken.

Rede während des Essens mit diesem Anteil, wenn du alleine in der Wohnung bist, auch laut. Auf diese Weise bringst du zum Ausdruck, dass sich dein erwachsener Anteil um das depressive Kind in dir kümmert.

Depressive Menschen strahlen oft etwas Anklagendes aus: „Ihr kümmert euch nicht genügend um mich.“ Meine Antwort: Dann mach‘s doch einfach selbst! Entschuldigung für das „einfach“. Ich weiß, dass es nicht einfach ist – aber du kannst es lernen! Überhaupt sind viele depressive Menschen viel zu brav. Du kannst auch in anderen Lebensbereichen versuchen, wie es sich anfühlt, etwas Verrücktes zu tun.

5. Mit anderen Menschen so umgehen, dass sie dir geben, was du wirklich brauchst

Jede Gefühlsäußerung, die du anderen Leuten gegenüber machst, ruft bei ihnen eine natürliche Tendenz hervor, darauf zu reagieren; das nenne ich Interaktionstendenz. Wenn du Angst äußerst, versucht man dich zu beruhigen, wenn du Depression äußerst, versucht man dich zu trösten. Aber fühlst du dich dann wirklich ernst genommen, wenn es sich um eine automatische Interaktionstendenz handelt? Nein, das fühlt sich eher wie Abwiegeln an. Die eigene automatische Tendenz wiederum, darauf zu reagieren, ist: mehr desselben Verhaltens an den Tag zu legen.

Das heißt: Wenn man sich nicht ernst genommen fühlt, hat man automatisch die Tendenz, das gleiche Verhalten in verstärkter Intensität zu wiederholen, was bedeutet: Du beginnst, noch mehr und noch heftiger zu jammern. Und das ist ungünstig, weil dann auch die anderen wiederum das gleiche Verhalten mit größerer Intensität zeigen. Fällt dir etwas auf? Es entsteht ein Teufelskreis aus noch weniger und noch weniger ernst nehmen („Du dramatisierst!“, „So schlimm ist das doch alles nicht!“).

Eine alte Weisheit besagt: Wenn ich immer wieder den gleichen Fehler mache, brauche ich mich nicht zu wundern, dass immer wieder das gleiche negative Ergebnis dabei herauskommt. Genau das machen aber depressive Menschen häufig. Sie versuchen immer wieder mit den gleichen Methoden andere Menschen dazu zu bringen, dass diese anders mit ihnen umgehen. Besonders beliebt ist die Idee: „Wenn ich die Erwartungen der anderen erfülle, es ihnen also recht mache, dann werde ich geliebt.“ Der Mechanismus funktioniert so nicht!

Du hast es sicherlich schon so oft selbst erlebt, und versuchst es trotzdem immer wieder. Warum? Weil die einzige Alternative dazu darin besteht, die Hilflosigkeit auszuhalten, dass man absolut nichts dafür tun kann, um geliebt zu werden. Man kann aber etwas dafür tun, um Respekt zu erhalten.

Es anderen immer recht zu machen, führt nicht dazu, geliebt zu werden.

Konrad Adenauer (1876–1967) soll einmal gesagt haben: „Machen Sie sich erst mal unbeliebt, dann werden Sie auch respektiert.“ Recht hat er. Es jedem recht machen zu wollen, führt nicht dazu, dass man geliebt wird. Es führt aber dazu, dass man nicht respektiert wird.

Sich selbst wichtig nehmen

Jetzt kommt ein besonders spannender Aspekt. Und vielleicht hast du, wenn du bis hierhin gelesen hast, bereits festgestellt, dass alleine das Wissen um den ein oder anderen Zusammenhang womöglich schon einen Prozess der Veränderung in dir in Gang gesetzt hat. Nun sage ich dir: Ich kenne nur wenige Menschen, die man in dem Sinne überhaupt als erwachsen bezeichnen kann, dass ihnen in den meisten Situationen bewusst ist, welche Persönlichkeitsanteile gerade aktiv sind.

Das wäre aber die Voraussetzung dafür, dass man diese Persönlichkeitsanteile auch bewusst kontrollieren kann. Stattdessen handeln wir aber die meiste Zeit aufgrund von Motiven und Bedürfnissen, die in der Kindheit nicht ausreichend befriedigt wurden, wie du ja schon weißt. Die beiden wichtigsten Motive in der Kindheit sind:

- wichtig sein
- dazugehören

Ich will wichtig sein Ein Kind muss von seinen Eltern das Gefühl vermittelt bekommen, dass es wichtig ist. Alle Kinder sind in den ersten Lebensjahren narzisstisch. Sie glauben, sie seien der Nabel der Welt und alles müsse sich nur um sie drehen. Sie können noch keinen Perspektivenwechsel vornehmen. Das bedeutet, ein Kind glaubt, dass andere genau das Gleiche wahrnehmen, was es selbst gerade wahrnimmt.

WAS BEDEUTET NARZISSTISCH?

Viele meinen, dass das Wesentliche am **Narzissmus** der Egoismus sei. Das seien Menschen, die nur sich selbst wichtig nehmen, prahlerisch auftreten und ständig und überall wichtig tun. Das ist aber nicht das zentrale Merkmal der narzisstischen Störung.

Das zentralste Merkmal ist, dass diese Menschen nicht unterscheiden können zwischen Wahrnehmung, Interpretation und Bewertung. Das, was sie wahrnehmen, halten sie für wahr und sie können sich nicht vorstellen, dass jemand anders die gleiche Sache anders wahrnehmen, interpretieren oder bewerten kann.

Deswegen kann man mit solchen Menschen auch nicht diskutieren. Denn diskutieren kann man nur über unterschiedliche Interpretationen. Auch über Bewertungen kann man nicht diskutieren, denn die sind immer völlig subjektiv. Menschen mit einer narzisstischen Störung wurden von ihren Eltern nicht wichtig genommen. Als Bewältigungsmechanismus haben sie sich daraufhin angeeignet, ständig etwas tun zu müssen, was wirklich wichtig ist, und das auch nach außen deutlich zu zeigen.

Wird dieses Motiv, wichtig zu sein, in der Kindheit nicht ausreichend befriedigt, dann strebt man als Erwachsener weiterhin danach, wirklich wichtig sein zu wollen. Viele Menschen werden depressiv, wenn sie damit konfrontiert werden, dass sie nicht oder nicht mehr wichtig sind. Das ist oft dann der Fall, wenn die eigenen Kinder erwachsen sind und alleine zurechtkommen.

Wenn dann beispielsweise noch das Ausscheiden aus dem Berufsleben dazukommt, ist für viele der Sinn des Lebens völlig weg. Die Sinnlosigkeit, die viele in der Depression empfinden, bezieht sich jedoch nicht auf die philosophische Frage, was der Sinn des Lebens ist. Sondern es geht um das Gefühl, nicht (mehr) wichtig für einen anderen Menschen zu sein.

Die Lösung besteht nicht darin, dass man auf die Suche nach jemanden geht, für den man wichtig ist. Und: Möglichst früh im Erwachsenenleben sollte man lernen, dass man tatsächlich nicht wirklich wichtig ist für diese Welt, dass man sich aber selbst und auch das, was man gerade tut, wichtig nehmen kann.

Um das verständlich zu machen, erzähle ich meinen Patienten immer folgendes Beispiel: Vor einigen Jahren gab es einen Bombenanschlag auf den Mannschaftsbus von Borussia Dortmund. In dieser Situation ist den Spielern sicherlich klar gewesen, was wirklich wichtig ist im Leben, nämlich am Leben zu bleiben und für die Familie da zu sein. Sie mussten aber am nächsten Abend ein Fußballspiel bestreiten. Im Verhältnis zu einem Bombenanschlag ist dies objektiv gesehen natürlich völlig unwichtig. Die Spieler müssen es aber für 90 Minuten wichtig nehmen, sonst brauchen sie gar nicht erst anzutreten.

Es gibt nur ganz wenige Dinge im Leben, die wirklich wichtig sind. Aber wir können das, was wir gerade tun, wichtig nehmen. Es also als wichtig bewerten, obwohl es in Wahrheit nicht wichtig ist.

Du bist nicht wichtig – aber nimm dich wichtig.

Das kannst du auch mit dir als Mensch insgesamt tun. Früher oder später sind wir alle nicht mehr wirklich wichtig für jemand anderen, aber wir können und sollten uns zu jeder Zeit unseres Lebens wichtig nehmen, indem wir gut für uns sorgen.

Dazugehören – ein lebenslanges Motiv Das zweite wichtige Motiv in der Kindheit ist der Wunsch, zu einer Gruppe dazuzugehören. Diese Gruppe ist am Anfang des Lebens normalerweise die Familie, in der Pubertät ist es dann die Peergroup aus etwa gleichaltrigen Kindern oder Jugendlichen, später dann vielleicht ein Verein.

Du denkst jetzt vielleicht: Aber jeder Mensch wächst doch in einer Familie auf, also hat er doch das Gefühl, dazuzugehören. Das stimmt leider nicht. Dass dies bei Alleinerziehenden schon nicht zutrifft, ist relativ leicht zu verstehen. Aber es gibt auch viele Familien, die nach außen normal und intakt aussehen, in denen aber trotzdem dieses Gefühl von Dazugehören nicht entsteht. Das ist beispielsweise dann der Fall, wenn der Vater aus beruflichen Gründen selten anwesend ist. Oder wenn die Eltern ständig streiten. Oder wenn es keine gemeinsamen Unternehmungen der Familie gibt.

Hier ein konkretes Beispiel einer Patientin von mir: Sie wurde als drittes Mädchen geboren und hatte immer das Gefühl, dass die Familie aufgrund ihrer beiden älteren Schwestern doch eigentlich schon vollständig ist. Entsprechend fühlte sie sich immer wie das viel zitierte fünfte Rad am Wagen. Und dieses Gefühl zog sich durch ihr gesamtes bisheriges Leben durch: In der Schule fühlte sie sich z.B. immer als Außenseiterin. In der Gruppe von Freundinnen hatte sie immer das Gefühl, bei bestimmten Unternehmungen ausgeschlossen zu werden, auch wenn dem gar nicht so war.

Bei beiden Motiven ist es wichtig, sich darüber klar zu werden, dass man aktuell nichts dafür tun kann, um wichtig zu sein oder dazuzugehören. Wenn diese Motive in der Kindheit nicht befriedigt wurden, ist dies leider auch nicht nachzuholen. In einen Verein zu gehen, erzeugt nicht das gleiche Gefühl, das man als Kind gebraucht hätte, um sich zugehörig zu fühlen. Ebenso kann der Erfolg im Beruf das mangelnde Gefühl der Wichtigkeit in der Kindheit nicht kompensieren.

Wenn diese beiden Motive in deiner Kindheit also nicht befriedigt wurden, dann darfst du darüber ruhig traurig sein, eine Sehnsucht danach haben und dir Zeit für deine Trauer nehmen. Und doch: Süchte sind ein Fass ohne Boden. Sie können nie befriedigt werden.

Meine Empfehlung: Die Lösung besteht eher darin, sich die Trauer darüber zu gestatten, dass man als Kind nicht das bekommen hat, was man gebraucht hätte. Dann braucht es aber auch die Akzeptanz, um dem Mangel nicht weiter hinterherzurennen – denn genau das würde dich wieder tiefer in die Depression bringen.

„Was ich brauche, kriege ich nicht. Was ich kriege, brauche ich nicht!"

Menschen, bei denen die grundlegendsten Bedürfnisse in der Kindheit nicht befriedigt wurden (siehe ab Seite 148), entwickeln oft diese Einstellung, mit der sie sich hauptsächlich vor weiterer Enttäuschung bewahren wollen: „Was ich brauche, das kriege ich nicht. Und das, was ich kriege, das brauche ich nicht." Sie führt aber zu einer dauerhaften Unzufriedenheit, weil ja schon festgelegt ist, dass das, was auch immer man jetzt gerade bekommt, wieder nicht das Richtige ist. Ja – und du hast recht damit.

Unbefriedigte Bedürfnisse in der Kindheit kann man nicht nachholen.

Das, was du jetzt oder in Zukunft bekommst, kann nicht den Mangel ausgleichen, den du als Kind erlebt hast. Das geht nicht! Meinen Patienten gebe ich dafür immer folgendes Bild: Du kannst nicht heute etwas essen, damit der Hunger gestillt wird, den du vor 14 Tagen hattest.

Menschen mit der skizzierten Grundhaltung haben oft gelernt, dass ihre Bedürfnisse nicht interessieren. Also haben sie versucht zu lernen, ihre Bedürfnisse erst gar nicht mehr zu spüren. Sie haben dadurch jedoch auch nicht gelernt, ihre Bedürfnisse angemessen zum Ausdruck zu bringen. Und sie haben vor allem nicht gelernt, mit der Enttäuschung umzugehen, dass selbst dann, wenn sie ihre Bedürfnisse spüren und sie angemessen ausdrücken, diese trotzdem manchmal nicht befriedigt werden können.

Meine Empfehlung trotz alledem: Genau das sind jetzt deine Lernziele. Lerne wieder, deine Bedürfnisse zu spüren, anstatt darüber zu jammern, was du in der Vergangenheit alles nicht bekommen hast. Lerne, diese Bedürfnisse als Wünsche zu äußern und nicht als Forderungen oder Vorwürfe. Lerne außerdem zu akzeptieren, dass nicht alle deine Wünsche erfüllt werden können.

Lernen, seine Bedürfnisse zu spüren

Ich schlage meinen Patienten dazu folgende konkrete Aufgabe vor: Es gibt nämlich drei Arten von Bedürfnissen.

1. Kopfbedürfnisse
2. Bedürfnisse der Sinnesorgane
3. Bedürfnisse des Körpers

Mit Kopfbedürfnisse meine ich Bedürfnisse, die eigentlich keine Bedürfnisse sind, weil sie eher in deinem Kopf entstehen. Konkretes Beispiel: Ich sehe, dass draußen schönes Wetter ist, und denke mir, da könnte ich doch jetzt spazieren gehen. Ob das aber wirklich mein Bedürfnis ist, entscheiden die Sinnesorgane und der Körper. Haben meine Augen denn wirklich gerade Lust, sich Bäume oder etwas anderes in der Natur anzuschauen? Haben meine Beine jetzt wirklich Lust auf einen Spaziergang?

Wenn du also wirklich wissen willst, was du momentan für Bedürfnisse hast, musst du deine Sinnesorgane und deinen Körper befragen. Was wollen genau jetzt deine Augen? Was möchten deine Ohren jetzt am liebsten hören, deine Nase riechen, dein Mund schmecken? Ist deiner Haut gerade eher nach Wärme oder frischer Luft?

Danach gehst du mit innerer Achtsamkeit die einzelnen Körperteile (Kopf, Arme, Brust, Bauch, Rücken, Beine) durch und fragst jedes Körperteil bzw. jeden Körperbereich, was er gerade für ein Bedürfnis hat. Diese Übung nennt man auch Bodyscan. Wenn man über viele Jahre hinweg geübt hat, möglichst keine Bedürfnisse zu spüren, kann es sein, dass man sich zu Beginn mit dieser Übung etwas schwerer tut. Nimm dir einfach alle Zeit, die du brauchst!

Bodyscan: Befrage deinen Körper, wenn du wissen willst, was du gerade brauchst.

Von vielen Sinnesorganen und Körperteilen wirst du womöglich zunächst keine Antwort erhalten. Wenn du diese Übung aber regelmäßig machst, wirst du merken, dass du sehr wohl in der Lage bist, deine Bedürfnisse zu spüren. Dann ist es wieder wichtig, dass du dir vorstellst, dass deine Persönlichkeit aus vielen Einzelpersönlichkeiten besteht (siehe Seite 68), die miteinander ständig in Konflikt sind. Denn es geht nicht darum, dass die Bedürfnisse, die du jetzt spürst, auch gleich erfüllt werden müssen – aber sie möchten zumindest wahrgenommen werden.

Bleiben wir bei dem einfachen Beispiel mit dem Hunger. Wenn ich wahrnehme, dass ich hungrig bin, heißt das nicht, dass ich jetzt sofort etwas zu essen brauche. Aber es könnte bedeuten, dass ich mir Gedanken darüber mache, wann ich etwas essen werde. Und auch darüber, wo ich und vielleicht mit wem ich mein Essen einnehmen möchte.

Wenn du nach und nach auf diese Weise lernst, dein inneres erwachsenes Ich zu entwickeln, dann wird es dir auch zunehmend leichter fallen, auf der einen Seite ein Bedürfnis wahrzunehmen, auf der anderen Seite die Realität. Diese sagt aktuell vielleicht, tut mir leid, das geht jetzt leider nicht. Mit deinem entwickelten erwachsenen Ich kannst du akzeptieren, dass dein Bedürfnis vielleicht nicht jetzt sofort, aber zu einem anderen Zeitpunkt zu seinem Recht kommen wird.

Häufig haben die betroffenen Menschen auch nicht gelernt, die wahrgenommenen Bedürfnisse angemessen zu äußern. Da auf das Äußern von Wünschen nur selten reagiert wurde, haben sie gelernt, dass sie nur dann Gehör finden, wenn sie Forderungen stellen. Wie bereits besprochen, führt aber genau das immer wieder dazu, dass die Wünsche erneut nicht erfüllt werden.

Es bleibt also nicht aus, auch zu lernen, mit der Enttäuschung umzugehen, die entsteht, wenn trotz angemessener Äußerung der Wünsche diese nicht erfüllt werden.

Dein inneres erwachsenes Ich hilft dir, sowohl deine Bedürfnisse als auch die Realität wahrzunehmen.

Eigentlich sollte man Enttäuschungen immer als etwas Positives sehen, denn: Es wird dadurch eine Täuschung beendet. Wenn du einen Freund um Hilfe bittest und er verweigert sie, dann hast du dich vielleicht darin getäuscht, dass er ein wichtiger Freund für dich ist. Dann kann dir diese Enttäuschung aber dabei helfen, die Realität auch realistischer zu sehen und den anderen besser einzuschätzen.

Lernen, die Realität zu akzeptieren

In diesem Zusammenhang noch eine Überlegung zu der schon angeklungenen ungünstigen Formulierung: „Ich muss die Realität akzeptieren.“ Dahinter steckt tatsächlich ein unrealistischer Anspruch an sich selbst, nämlich eine Situation als neutral zu bewerten, obwohl sie eigentlich negativ ist. Denn das wäre eigentlich Akzeptanz – etwas neutral zu sehen.

Wann immer wir aber davon sprechen, dass wir etwas akzeptieren müssen, handelt es sich in der Regel um Dinge, die eindeutig negativ sind. Das Thema wurde zwar schon an mehreren Stellen dieses Buches angesprochen, da ich es aber für extrem wichtig halte, dass du es dir bewusst machst, noch ein Beispiel:

Ich hatte eine Patientin mit einem schweren Morbus Crohn, das ist eine entzündliche Darmerkrankung, die dazu führt, dass man häufig ganz plötzlich Stuhlgang hat. Das schränkte diese Patientin in ihrem Alltagsleben erheblich ein. Sie musste immer sicher sein, dass eine Toilette in unmittelbarer Nähe ist. Eines Tages kam sie in die Therapiestunde mit der Aussage: „Ich weiß, ich muss diese Krankheit akzeptieren." Ich habe versucht, ihr aufzuzeigen, was diese Formulierung: „Ich muss!" eigentlich bedeutet: Es heißt, da gibt es natürlich den Persönlichkeitsanteil, der diese Krankheit nicht will. Es gibt aber auch einen anderen Persönlichkeitsanteil, der die Krankheit in dem Sinne will, dass sie zu ihrer Realität dazugehört – als die Person, die sie nun mal ist. Sie verfügt über kein Mittel, mit dem sie diese Krankheit einfach aus ihrer Realität entfernen kann.

Was ist der Vorteil daran, wenn man es so sieht? Ich nehme den Anteil mit den entsprechenden Gefühlen wahr, der diese Situation als äußerst negativ empfindet, und verlange nicht von ihm, dass er sie positiver sehen soll.

Ich nehme auf der anderen Seite aber auch den Persönlichkeitsanteil wahr, der sich bemüht, an der Situation etwas zu verbessern. Beispielweise durch die Einnahme von Medikamenten, die Beschwerden erträglicher machen, aber nicht völlig beseitigen können. Und das innere Ich macht sich auf diese Weise klar, dass ständig ein innerer Konflikt vorhanden ist, für den es keine gute Lösung gibt.

Es geht also beim Akzeptieren der Realität nicht darum, in eine passive Opferhaltung zu gehen – nach dem Motto: „Dann muss ich das halt ertragen!“ Stattdessen kannst du aber erst einmal feststellen, dass die Realität derzeit so ist, wie sie ist. Und dann kannst du Überlegungen anstellen, ob du – oder jemand, der dir dabei hilft – etwas dafür tun kannst, deine belastende Situation zu verändern.

Etwas zu akzeptieren, heißt nicht, es neutral oder gar positiv zu sehen.

Ich nehme noch mal ein anderes Beispiel aus einem ganz anderen Lebensbereich: Ich finde es nicht gut, dass so viele Kinder in Afrika und vielen anderen Teilen der Welt hungern müssen und keine Schulbildung bekommen. Wenn ich aber akzeptiere, dass dies derzeit so ist, dann kann ich mir überlegen, ob ich vielleicht einen kleinen Beitrag dazu leisten möchte, daran etwas zu verändern. Ich persönlich habe das getan, indem ich die Patenschaft für ein Kind in Mosambik übernommen habe und dafür monatlich einen bestimmten Betrag spende. Das ist zwar nur ein Tropfen auf einem heißen Stein, aber viele Tropfen könnten an der Situation dieser Kinder vielleicht doch langfristig etwas verändern.

Sich klar werden, was man vom anderen möchte

Die Konsequenz von dem, was bis hierhin ausgeführt ist: Man sollte sich immer darüber klar werden, was konkret man eigentlich von dem jeweiligen Gegenüber möchte. Also: Möchte ich wirklich geliebt werden oder suche ich berufliche Anerkennung? Vielleicht möchte ich auch mehr Respekt?

Oftmals leiten wir daraus, wie wir eine Beziehung bezeichnen, die Erwartungen an diese Beziehung ab. Wenn wir beispielsweise von einem Freund sprechen, haben wir bestimmte Erwartungen, was ein Freund – beispielsweise im Unterschied zu einem Nachbarn – tun sollte, und was nicht.

Wenn wir von Vater und Mutter oder Eltern sprechen, haben wir ebenfalls bestimmte Erwartungen, wie diese sich verhalten sollten. Wäre es aber nicht sinnvoller, umgekehrt vorzugehen? Wie wäre es, einmal zu schauen, was ich tatsächlich von diesen Menschen bekomme? Und wenn ich mich dann frage, haben diese Menschen dann die jeweilige Bezeichnung (noch) verdient? Also, ein guter Freund oder ein Vertrauter oder Ähnliches zu sein.

Ich habe viele Patienten erlebt, die z. B. an ihrer Arbeitsstelle nicht das bekommen, was sie möchten. Viele sagen, sie möchten ja nur etwas Anerkennung vom Chef für das, was sie leisten. An ihrer kindlichen Reaktion, wenn diese ausbleibt, merkt man aber, dass es doch eher darum geht, geliebt zu werden. Dann werden sie nämlich trotzig, machen Dienst nach Vorschrift oder lassen sich häufiger krankschreiben.

Aber selbst, wenn es sich tatsächlich nur um gewünschte Anerkennung handelt, die du von deinem Chef haben möchtest: Es steht vermutlich nicht in deinem Arbeitsvertrag, dass dein Chef dazu verpflichtet ist.

Strategisch denken und handeln

Um von anderen Menschen das zu bekommen, was du möchtest, musst du strategisch vorgehen. Das Kämpfen aus dem Traumagefühl heraus ist anstrengend, wie du wahrscheinlich selbst schon erlebt hast. Und es führt immer wieder zu den gleichen negativen Ergebnissen. Erfolgreich kämpfen kann man nur mit guten strategischen Überlegungen. Ich weiß, das hört sich berechnend an, aber was ist so schlimm daran, wenn du am Ende das bekommst, was du möchtest?

Beispiel: Ich habe ein Paar in der Therapie, das erst seit ungefähr einem Jahr zusammen ist. Beide haben viel Psychotherapieerfahrung und dort gelernt, dass man seine Wünsche äußern soll. Das machen sie jetzt aber beide ständig. Sie sagen sich gegenseitig fortlaufend, was sie sich vom Partner wünschen. Da sie beide aber auf der emotionalen Ebene noch nicht gut zwischen Wünschen und Fordern unterscheiden können, hören sie oft nicht den Wunsch: „Verhalte dich bitte so oder so", sondern sie hören die Forderung: „So wie du bist, bist du nicht okay, sei gefälligst anders!" Damit triggern sie sich gegenseitig permanent in ihr Traumagefühl. Das heißt: Sie werden emotional zum kleinen Kind und können dann dem Partner natürlich wieder nicht das geben, was dieser jetzt bräuchte.

In einer Paarbeziehung ist es grundsätzlich nicht hilfreich, wenn beide Partner gleichzeitig schwach sind. Mindestens einer muss immer so tun, als wäre er ganz in seinen erwachsenen Anteilen. Auch der depressive Mensch hat solche Anteile. In diese Anteile kommt man am besten, indem man körperlich etwas tut, was nur ein Erwachsener tun kann, z. B. Autofahren oder etwas Ausgefallenes kochen. Ich gebe dir noch ein Beispiel dafür, warum es so schwer ist, strategisch in einer Beziehung zu denken.

Mach dir klar, was du in einer Beziehung konkret möchtest.

Ich hatte eine depressive Patientin, 66 Jahre, die sich darüber beklagte, dass ihr 70-jähriger Mann seit seinem Ruhestand ständig wie ein Hündchen hinter ihr herlaufe. Er wollte ständig wissen, was er machen soll. Sie erwartete natürlich von ihrem Mann, dass er auch ohne Anweisung in der Lage ist, sich sinnvoll zu beschäftigen. Emotional war dieser Mann aber nicht 70 Jahre an Erfahrung, sondern in seiner Entwicklung eher auf dem Stand eines siebenjährigen Jungen stehen geblieben, dem man klar sagen muss, was er tun soll. Das fiel ihr viele Jahre nicht auf, solange er noch berufstätig war.

Erst jetzt wurde ihr bewusst, dass sie all die Jahre zwar gut als Team funktioniert hatten, z. B. was die Erziehung der gemeinsamen Kinder betraf, dass aber nicht wirklich eine emotionale partnerschaftliche Beziehung vorhanden war. Sich von ihm und dem Haus mit Garten zu trennen, kam für meine Patientin aber nicht infrage. Also habe ich ihr geraten, anders mit ihrem Mann umzugehen, damit er sich eher so verhält, dass sie sich nicht ständig darüber aufregen muss. Sie sollte ihn eben nicht wie einen 70-jährigen erwachsenen Mann behandeln, sondern eher wie den kleinen siebenjährigen Jungen.

Sie wehrte sich zunächst mit Händen und Füßen dagegen: „Ich kann doch einen erwachsenen Mann nicht wie ein Kind behandeln", doch irgendwann kam sie in die Therapiestunde und sagte: „Sie hatten recht. Seit ich ihm klare Anweisungen gebe, so wie ich es mit einem Kind machen würde, klappt unser Zusammenleben wieder viel besser."

Dieses Beispiel sollte dir klarmachen: Man kann nicht davon ausgehen, dass Menschen auf eine Art und Weise mit dir umgehen, die aus deiner Sicht selbstverständlich ist. Manche Mitmenschen sind dazu einfach nicht in der Lage. Dann musst du dir überlegen: Was genau möchte ich eigentlich von diesem konkreten Menschen? Mach also nicht einfach spontan immer wieder das, was in der Vergangenheit schon immer nicht erfolgreich war. Sondern überlege dir wirklich, was sich an *deinem* Verhalten ändern muss, damit der andere – vielleicht! – an seinem Verhalten dir gegenüber auch etwas verändert.

Emotional sind nur wenige Menschen erwachsen.

Ich habe das Wort „vielleicht" betont, weil deine Verhaltensänderung lediglich die Voraussetzung dafür schaffen kann, dass der andere anders mit dir umgeht. Ob er es dann tatsächlich tut, ist damit natürlich nicht garantiert. Gerade die Arbeitswelt ist das typische Beispiel, da viele mit völlig unrealistischen Erwartungen an ihren Arbeitsalltag herangehen. Sie selbst verhalten sich emotional wie ein Kind, möchten eben vom Chef geliebt werden oder wenigstens Anerkennung bekommen. Andererseits gehen sie davon aus, dass der Chef und die Kollegen alle auf einer erwachsenen Ebene sind. Sind sie nicht! Auch die anderen (nicht nur du) leben an der Arbeit oft ihre kindlichen Motive aus.

Zusammenfassung

Depressionen sind fast immer die angemessene Reaktion auf Lebenssituationen, die als unerträglich bewertet werden. Im Wesentlichen gibt es zwei Wege, um daran etwas zu ändern: Entweder du veränderst konkret etwas an der betreffenden Situation – was in den meisten Fällen nicht einfach ist. Oder du änderst etwas an deinen Einstellungen und Bewertungen – was ebenfalls nicht einfach ist.

Die wichtigste Entscheidung, die du treffen musst, ist also: Will ich es mir einfach machen und Tabletten schlucken, die mir vielleicht dabei helfen, mein Leben besser zu ertragen? Oder bin ich bereit und mutig, den anstrengenden Weg zu gehen und an meiner Situation oder Bewertung der Situation etwas zu verändern?

Das Wichtigste, um aus einer Depression herauszukommen, ist, wieder aktiv zu werden und an Veränderungen zu arbeiten, damit aus der Hilflosigkeit Problemlösen wird – und aus der Hoffnungslosigkeit eine Perspektive. Der Weg dahin ist grob zusammengefasst folgender: Depression ist nicht als Krankheit zu sehen, die unbedingt medikamentös behandelt werden muss (aber kann). Es geht vielmehr um einen traumatisierten Persönlichkeitsanteil in dir.

Du kannst lernen, diesen traumatisierten Anteil zu akzeptieren und anders als bisher mit ihm umzugehen. Dazu kannst du dich bemühen, ein inneres Ich zu entwickeln, das erwachsen und bewusster als bisher die einzelnen Persönlichkeitsanteile (auch die gesunden!) wahrnimmt. Auf dieser Basis wird es leichter für dich werden, bewusste Entscheidungen zu treffen, wie du an deinen Situationsbedingungen, Denkgewohnheiten oder Verhaltensweisen – vor allem in Beziehung mit anderen – etwas verändern kannst.

DAS IST BEIM ABSETZEN ZU BEACHTEN

Dieses letzte Kapitel ist zum Nachschlagen gedacht. Hier führe ich die meisten der derzeit gebräuchlichen Antidepressiva für dich auf, um genauer zu beschreiben, wann sie in welcher Dosierung sinnvoll sind – und was beim Absetzen beachtet werden sollte. Ich konzentriere mich dabei auf Präparate, mit denen ich selbst viel Erfahrung gesammelt habe.

Probleme, die auftreten können

Es entsteht zwar keine körperliche oder psychische Abhängigkeit von Antidepressiva, trotzdem können manche von ihnen massive Probleme verursachen, wenn ein Absetzversuch unternommen wird.

Schnelles Absetzen verwirrt unser Gehirn

Antidepressiva nimmt man üblicherweise über einen längeren Zeitraum (Monate oder sogar Jahre). Der Gehirnstoffwechsel passt sich entsprechend an die regelmäßige Medikamenteneinnahme an. Wenn du die Dosis reduzierst, muss sich der Gehirnstoffwechsel also wieder neu einregulieren. Das dauert seine Zeit.

Ich empfehle daher immer ein sehr langsames Reduzieren nach folgendem Schema:

1. Nur einmal pro Woche eine etwas geringere Dosis einnehmen.
2. Erst wenn deutlich spürbar ist, dass dies keinen Unterschied macht, einen zweiten Tag mit geringerer Dosis dazu nehmen.
3. Wenn dies wiederum deutlich spürbar keinen Unterschied macht, einen dritten Tag dazu nehmen und so weiter.

Eine zu schnelle Reduktion verwirrt unser Gehirn. Viele Kollegen interpretieren dies dann als einen Rückfall. Tatsächlich muss man bei einer Dosisreduktion aber einfach die Dinge wieder selbst hinkriegen, die zuvor das Medikament bewirkt hat. Das kann beispielsweise bedeuten, dass man plötzlich wieder viel mehr auf der emotionalen Ebene empfindet. Zum Teil dämpfen die Antidepressiva das emotionale System, weswegen wir viele Dinge beispielsweise nicht mehr als „so schlimm“ empfinden.

Grundsätzlich gilt beim Absetzen von Antidepressiva: sehr langsam reduzieren.

Wenn wir dann das Antidepressivum reduzieren, erleben wir die Situation wieder so, wie sie wirklich ist oder wir sie normalerweise bewerten würden. Viele Patienten schildern auch, dass sie beim Absetzen der Antidepressiva z. B. aggressiver werden und ihre Impulse weniger gut kontrollieren können.

Was heißt das für dich? Vielleicht hast du durch die vorangegangenen Kapitel gelernt, dass Gefühle einfach wahrgenommen werden wollen. Sie bedeuten nicht automatisch, dass man entsprechend dem Gefühl handeln muss, sondern dass du als erwachsener Mensch entscheiden kannst: „Was mache ich jetzt mit diesem Gefühl?“ Genau diese Frage stellt sich jetzt wieder vermehrt, wenn du dein emotionales System nicht mehr mithilfe der Antidepressiva ständig dämpfst.

Schlafstörungen und Gedankenkarussell

Die sedierenden Antidepressiva helfen meist, den Schlaf zu verbessern. Beim Absetzen kann es daher wieder zu Schlafstörungen kommen. Zu dem Thema noch einen etwas ausführlicheren Hinweis: Viele Menschen glauben, dass sie deshalb nicht schlafen können, weil ihnen im Bett so viele belastende Gedanken und Sorgen durch den Kopf gehen. Meiner Meinung nach ist es umgekehrt: Wenn man nicht schlafen kann, geht einem natürlich das im Kopf herum, was einen belastet. Was sollte man denn sonst tun, wenn man im Bett liegt und nicht schlafen kann?

Was dein (Wieder-)Einschlafen behindert, sind nicht die Gedanken, sondern das Bedürfnis, diese weghaben zu wollen. Das führt zu Hilflosigkeit und aktiviert den Körper, weil Hilflosigkeit dasjenige Gefühl ist, das am häufigsten in Stresssituationen vorhanden ist (siehe ab Seite 75).

Was heißt das für dich? Es bedeutet umgekehrt: Wenn du die Sorgen, die du dir im Bett machst, nicht als Stress empfindest und sie nicht weghaben willst, sondern sie einfach nur registrierst und vorbeiziehen lässt, wirst du wahrscheinlich auch ohne Antidepressivum wieder einschlafen können.

Zu dieser meiner Meinung kann es natürlich keine wissenschaftlichen Studien geben, denn wie sollte man unterscheiden können, was sprichwörtlich zuerst da war – die Henne oder das Ei?

Die Auffassung, dass man nicht schlafen kann, weil man sich so viele Gedanken macht, ist leider weit verbreitet. Deswegen gibt es auch relativ viele Menschen, die keinen erholsamen Schlaf haben. Etwa 40 Prozent der Bevölkerung klagt darüber.

Es gibt auch einige Regeln zur Schlafhygiene, mit denen man zusätzlich versuchen kann, den guten Schlaf positiv zu beeinflussen. Hierzu findet man im Internet oder in speziellen Ratgebern zahlreiche Ansatzpunkte, weswegen ich hier nicht weiter darauf eingehen möchte. Auch möchte ich bei dir nicht den Eindruck erwecken, als könne man seinen Schlaf kontrollieren. Im Vordergrund steht vielmehr ein Thema, das sich durch dieses gesamte Buch hindurchzieht: Wie kann ich lernen, mit Hilflosigkeit anders umzugehen?

Das Gefühl von Hilflosigkeit ruft immer wieder den Impuls hervor, irgendetwas dagegen tun zu wollen. Und „irgendwas tun zu wollen“, bewirkt eine unspezifische Aktivierung deines Körpers – und das sollten wir eben gerade nicht bewirken, wenn wir schlafen wollen.

Was machst du stattdessen mit deinen Sorgen? Gedanken abschalten geht nicht! Also sei darauf gefasst, dass sie genau dann kommen, wenn du zur Ruhe kommen möchtest. Die meisten Probleme lassen sich aber nicht vom Bett aus lösen. Also versuche nicht, zur Ruhe zu kommen, indem du nach Lösungen für die Sorgen suchst, die du dir nachts machst. Registriere lediglich, dass Worrygedanken (siehe ab Seite 119) da sind – was zu erwarten war –, und setze dich nicht mit dem Inhalt dieser Gedanken auseinander.

Man kann relativ wenig dafür tun, dass man schläft – aber man kann eine ganze Menge dafür tun, dass man *nicht* schläft, z. B. Gedanken abschalten zu wollen.

Es sind einfach nur Gedanken, die so lange da sind, bis du einschläfst. Vielleicht versuchst du dir vorzustellen, dass da einfach ein langweiliger Film im Fernsehen abläuft, denn den Inhalt der Gedanken kennst du doch schon lange. Und irgendwann schläfst du dabei ein.

Besonders wichtig ist, nicht zu denken: „Ich muss doch schlafen, weil ich morgen wieder fit sein muss“, denn auch hier geht es darum, aus einem Müssen einen Konflikt zwischen dem Persönlichkeitsanteil, der das will (aus gutem Grund), und einem anderen Anteil, der das nicht will (in dem Sinn, dass ich den Schlaf nicht willkürlich erzwingen kann), zu machen. Demnach solltest du statt: „Ich muss jetzt schlafen!“ beispielsweise lieber sagen: „Ich will nicht schlafen!“– denn dafür kannst dich in dem Moment bewusst entscheiden.

Du hast die Macht, nicht deine Gedanken!

Manche Menschen versuchen, negative Gedanken – vor allem beim Zubettgehen – wegzubekommen, indem sie sich zwingen, an etwas Positives zu denken. Das funktioniert nicht! Natürlich denken wir, wann immer es möglich ist, über die Probleme nach, die wir haben. Wir glauben, dass wir dann zur Ruhe kämen, hätten wir nur eine Lösung für unsere Probleme. Das ist eine schöne Illusion – denn dann wird halt etwas anderes zum Problem, so ist die Realität!

Missempfindungen

Mehrere Wirkstoffe der Antidepressiva – besonders Duloxetin, Paroxetin und Venlafaxin – führen bei manchen Menschen zu sehr unangenehmen körperlichen Absetzphänomenen, für die es keine gute medizinische Erklärung gibt. Leider kann man im Vornherein nicht einschätzen, wer davon betroffen sein wird. Solche Absetzphänomene können individuell sehr unterschiedlich ausfallen.

Häufig sind es diffuse körperliche Missempfindungen, die überall am ganzen Körper auftreten: Es kribbelt oder manche Bereiche der Haut fühlen sich taub an. Oder auch wärmer oder kälter als andere Hautstellen. Manche Patienten klagen über Schwindel.

Wenn solche Phänomene auftreten, sollte man die Dosis noch einmal erhöhen und beobachten, ob diese Symptome dann verschwinden. Dann beim nächsten Absetzversuch noch langsamer bei der Dosisreduktion vorgehen.

Abhängigkeit

Ich habe etliche Patienten, die seit Jahren Psychopharmaka einnehmen und die sich einfach nicht trauen, selbst vorsichtige Reduktionsschritte vorzunehmen, da sie befürchten, dass es ihnen dann schlechter geht.

Manche Patienten entwickeln eine psychische Abhängigkeit von den Antidepressiva in dem Sinne, dass sie glauben, es müsste doch ein Mittel geben, das bewirkt, dass sie sich ständig gut fühlen. Ich wiederhole es noch einmal: Ein Gefühl ist nur dann als gestört anzusehen, wenn es nicht zur aktuellen Situation passt. Da wir aber alle auch viele negative Situationen in unserem Alltag erleben, sind ebenso häufig unangenehme Gefühle an der Tagesordnung. Die muss man nicht mit einem Medikament wegmachen, sondern genauer hinschauen, was der Grund dafür ist. Dann kann man beurteilen, ob man diese Ursache beeinflussen kann oder nicht. Es gibt kein Medikament, das bewirkt, dass man sich gut fühlt in einer Situation, die einfach besch ... ist!

Ein Gefühl ist nur dann als gestört anzusehen, wenn es nicht zur aktuellen Situation passt.

Ja, natürlich geht es einem schlechter, wenn das Gefühl zu einer schlechten Situation passt. Aber von da kann auch die entscheidende Motivation kommen, an der Situation etwas zu verändern. Warum sollte ich etwas ändern, wenn ich es mir mithilfe der Medikamente erträglich machen und daher gar nicht wahrnehmen kann? Um es noch einmal klar zu sagen: Antidepressiva verursachen keine körperliche Abhängigkeit, aber die Psyche gewöhnt sich daran, ständig in Watte gepackt zu sein.

Impulskontrolle

Viele Antidepressiva helfen dabei, durch Gefühle ausgelöste Impulse besser regulieren und kontrollieren zu können. Vielleicht schaffst du es – u.a. mithilfe dieses Buches –, dies auf andere Weise hinzubekommen.

Meines Erachtens ist es ein wesentliches Merkmal des Erwachsenseins, dass man nicht einfach nach seinen Emotionen und den damit verbundenen Impulsen handelt, sondern dass man sie registriert und eine bewusste Entscheidung trifft, wie man damit umgehen möchte: Kann ich an der Situation etwas verändern? Kann ich an meinem Denken etwas verändern?

Die wichtige Botschaft lautet: Wir können unsere Impulse kontrollieren! Viele Menschen haben Angst davor, dass sie sich nicht ausreichend unter Kontrolle haben, wenn sie beispielsweise aggressive Impulse verspüren. Angst sollte man Mut entgegenstellen, dann entsteht (Selbst-)Vertrauen (siehe ab Seite 95). Trau dich, Handlungsimpulse wahrzunehmen. Und mach die Erfahrung, dass du sie immer unter Kontrolle hast.

Wenn du deiner Angst Mut entgegenstellst, entsteht Selbstvertrauen.

Was heißt das für dich? Kontrolle bedeutet nicht, deine Handlungsimpulse nicht zu spüren oder sie weghaben zu wollen. Kontrolle bedeutet: Ich nehme das Gefühl, beispielsweise den Ärger, bewusst wahr. Ich registriere den damit verbundenen Handlungsimpuls.

Das könnte z.B. sein, etwas Beleidigendes sagen zu wollen. Dann registriere ich aber, dass mein Chef der Verursacher des Ärgers ist.

Ich sollte also überlegen, was der Preis dafür ist, wenn ich jetzt meinen Ärger rauslasse. Dann kann ich die Entscheidung treffen, dass es vielleicht günstiger ist, den Ärger erst heute Abend beim Gespräch mit meinem Partner rauszulassen. Und das ist nicht, Ärger runterschlucken, sondern Ärger zu kontrollieren.

Vor- und Nachteile beim Absetzen häufig verordneter Antidepressiva

Nun alphabetisch sortiert eine Auswahl von häufig verschriebenen Antidepressiva (in Klammern jeweils bekannte Handelsnamen).

Agomelatin (Valdoxan)

Ist keiner Antidepressivagruppe zuzuordnen und wirkt im Melatoninsystem. Du kennst das Hormon Melatonin auch als Schlafhormon, das Melatoninsystem regelt den Tag-Nacht-Rhythmus. Entsprechend setze ich Agomelatin am ehesten bei Patienten mit einem gestörten Schlafverhalten in der Form ein, dass sie extrem spät zu Bett gehen und – falls sie es sich beruflich leisten können – am nächsten Tag auch sehr spät aufstehen.

Der Effekt auf die Depression ist eher mittelprächtig. Es gibt auch eine gravierende Nebenwirkung, die zwar äußerst selten ist, aber sehr problematisch: Es kann zu einem akuten Leberversagen kommen, weswegen regelmäßig die Leberwerte kontrolliert werden sollten. Beim Absetzen macht das Präparat wenige Probleme, außer dass die Schlafstörungen wieder auftreten können.

Es ist auch relativ schnell überprüfbar, ob es etwas bringt oder nicht. Es gibt nämlich nur zwei Dosierungen: Man beginnt mit einer Tablette am Abend. Wenn sich nach einer Woche noch nichts verbessert hat, nimmt man zwei Tabletten. Wenn es dann nach zwei weiteren Wochen nicht den gewünschten Effekt hat, ist es nicht das geeignete Präparat für dich.

Bei Agomelatin müssen die Leberwerte regelmäßig kontrolliert werden.

Amitriptylin (Saroten)

Ein uraltes Antidepressivum, das nach wie vor sehr gerne eingesetzt wird – nicht nur bei Depressionen, sondern auch bei Spannungskopfschmerzen und einem Reizdarmsyndrom.

Da es auch in Tropfenform zur Verfügung steht, ist eine Dosierung von 1 bis 250 mg möglich. Es wirkt sehr gut beruhigend und schlaffördernd. Wie alle trizyklischen, also älteren Antidepressiva ist es im ambulanten Bereich allerdings eher problematisch, weil es die Fahrtüchtigkeit beeinträchtigen kann.

Grundsatz bei allen Antidepressiva ist, dass man sie langsam eindosieren sollte (siehe Seite 57), weil man dann oft schon bei relativ niedrigen Dosen einen antidepressiven Effekt feststellen kann, ohne dass man dafür unangenehme Nebenwirkungen in Kauf nehmen muss. Die sind bei dieser Stoffgruppe leider gewaltig. Sie reichen von relativ harmlosen, aber subjektiv unangenehmen Erscheinungen wie trockenem Mund oder Gewichtszunahme bis zu gravierenden Nebenwirkungen wie Herzrhythmusstörungen.

Beim Absetzen von Amitriptylin können vermehrte Unruhe und Schlafstörungen auftreten.

Bupropion (Elontril)

In den USA wird dieser Wirkstoff schon seit Jahrzehnten eingesetzt, in Deutschland ist es erst im letzten Jahrzehnt ein Modepräparat geworden. Nachteilig ist, dass es nur zwei Dosierungsmöglichkeiten gibt: 150 oder 300 mg. Solche Präparate, die nur wenige Dosierungsmöglichkeiten bieten, sind beim Absetzen fast immer problematisch, weil es zu wenige Zwischenstufen gibt, über die man langsam absetzen kann.

Ich habe es mehrmals erlebt, dass Patienten, die unter Bupropion Schlafstörungen hatten, dann noch ein sedierendes Präparat von ihrem behandelnden Arzt dazubekommen haben, um die Schlafstörungen zu bekämpfen. Meiner Meinung nach ist ein solches Vorgehen unsinnig. Es gibt genügend Alternativen, die seltener zu Schlafstörungen führen.

Problematisch – auch beim Absetzen: Bupropion führt fast immer zu Schlafstörungen.

Mögliche Nebenwirkungen von Bupropion: Übelkeit, Schlaflosigkeit, Blutdrucksteigerung. Da diese Nebenwirkungen sehr häufig auftreten, ist es für mich unverständlich, warum es auch bei uns in den letzten Jahren so häufig verordnet wird.

Citalopram (Cipramil)

Ein sehr beliebtes Antidepressivum aus der Gruppe der Selektiven Serotonin-Wiederaufnahmehemmer (SSRI). Seine Beliebtheit rührt vor allem daher, dass es bei den meisten Patienten so gut wie keine Nebenwirkungen macht. Meiner Erfahrung nach ist es aber deutlich weniger antidepressiv wirksam als seine Weiterentwicklung, das Escitalopram (siehe unten).

Clomipramin (Anafranil)

Ebenfalls ein trizyklisches Antidepressivum, das immer noch gerne bei Zwangsstörungen eingesetzt wird. Es können alle typischen Nebenwirkungen trizyklischer Antidepressiva auftreten (siehe Amitriptylin). Eine meiner Patientinnen hatte zusätzlich oberflächliche Hauteinblutungen an den Armen in der Zeit, als sie mit Clomipramin behandelt wurde. Diese zeigen sich durch braunrötliche Verfärbungen der betreffenden Hautstellen und sind in diesem Fall erst lange nach dem Absetzen wieder verschwunden.

Clomipramin wirkt nicht ganz so sedierend wie Amitriptylin, trotzdem kann es beim Absetzen zu Unruhe und Schlafstörungen kommen. Bei einem meiner Patienten kam es zu einer massiven Gewichtszunahme, die erst lange nach dem Absetzen wieder allmählich zurückging.

Für alle trizyklischen Antidepressiva gelten die gleichen Dosiermöglichkeiten: Diese sind sehr variabel von 25 bis 250 mg.

Doxepin (Aponal)

Ein weiteres trizyklisches Antidepressivum, das in niedriger Dosierung einen beruhigenden, angstdämpfenden Effekt hat. Das wirkt sich oftmals positiv bei Patienten aus, die ihre Gefühle in Form von Magenschmerzen oder sonstigen psychosomatischen Beschwerden spüren.

Da es auch in Tropfenform im Handel ist, kann man hier mit sehr niedrigen Dosierungen arbeiten, in denen noch nicht mit gravierenden Nebenwirkungen zu rechnen ist. Auch niedrig dosierte Dragees mit 5 mg sind im Handel, die oftmals bei Angstpatienten eine positive Wirkung zeigen.

Prinzipiell können aber alle Nebenwirkungen trizyklischer Antidepressiva auftreten, besonders wenn man in einen höheren Dosisbereich geht. Dann kommt es sehr häufig zu einer Gewichtszunahme und sehr starkem Schwitzen. Beim Absetzen kann Unruhe, aber auch Angst auftreten, ebenso Schlafstörungen.

Duloxetin (Cymbalta)

Das ist ein Medikament, das ich sehr gerne benutze, wenn es problemlos vertragen wird, da es auch bei chronischen (Rücken-) Schmerzen ganz gut hilft. Ich habe allerdings noch nicht herausgefunden, wie man es vorhersagen kann: Es gibt eine Gruppe von Patienten, die es völlig problemlos verträgt und bei der es sehr gut wirkt. Es gibt aber eine zweite Gruppe, die spätestens nach der zweiten Kapsel sagt: „Das nehme ich nie mehr wieder!“

Duloxetin bietet sich bei zusätzlicher Schmerzsymptomatik wie chronischen Rückenschmerzen an.

Aber auch diejenigen, die es problemlos vertragen, haben fast immer Probleme, es wieder abzusetzen. Es treten dann ganz seltsame Absetzphänomene wie unangenehme, diffuse Missempfindungen im Körper auf.

Ein früherer Nachteil dieses Medikaments – die Tatsache nur weniger Dosierungsmöglichkeiten – ist mittlerweile verbessert worden. Während es in der Vergangenheit nur die Dosierungsoptionen 30, 60 oder 90 mg gab, können mittlerweile auch Kapseln mit 20 oder 45 mg gegeben werden.

Mögliche Nebenwirkungen: Übelkeit, Mundtrockenheit, Verstopfung. Beim Absetzen stehen die diffusen Missempfindungen im Vordergrund.

Escitalopram (Cipralex)

Dabei handelt es sich um ein chemisch nur leicht verändertes Präparat gegenüber dem Citalopram, es hat aber eine deutlich bessere antidepressive Wirkung, obwohl man von der Dosis nur halb so viel benötigt wie bei Citalopram. Bei den meisten Patienten wird es problemlos vertragen, besonders wenn man es in Tropfenform langsam eindosiert. Vereinzelt kann es zu vermehrter Unruhe kommen sowie zu sexueller Unlust oder Potenzproblemen.

Beim Absetzen entstehen bei manchen Patienten (wieder) vermehrt aggressive Impulse.

Fluoxetin (Fluctin)

Das war der erste Selektive Serotonin-Wiederaufnahmehemmer, der auf den Markt kam und in den USA als „Glückspille“ mit dem dortigen Namen Prozac (Markteinführung 1988) bejubelt wurde.

Ich benutze es nicht gerne, weil es bei regelmäßiger Einnahme eine sehr lange Halbwertszeit von etwa einer Woche hat. Mit Halbwertszeit ist die Zeit gemeint, die der Körper benötigt, um die Hälfte des Medikaments wieder auszuscheiden. Das hat zur Konsequenz, dass ich möglicherweise erst in etwa einer Woche nach einer Dosisreduktion merke, ob sich etwas zum Negativen hin verändert hat. Beim Absetzen muss man daher extrem langsam vorgehen. Es gibt auch wenig Dosiermöglichkeiten: Verfügbar sind Tabletten mit 10 und 20 mg. 20 mg sind bereits eine kräftige antidepressive Dosis. Wenn diese Dosis nicht wirkt, würde ich persönlich (manche Kollegen tun es) nicht höher gehen.

Johanniskrautextrakt (Neuroplant, Laif, Jarsin)

Johanniskraut ist ein wirksames Antidepressivum, das den Vorteil hat, dass man es weder langsam eindosieren noch langsam wieder absetzen muss (siehe ab Seite 161). Man nimmt es von Anfang an in einer Dosierung von 900 mg pro Tag. Wenn nach vier Wochen keine positive Wirkung eingetreten ist, kann man es problemlos von heute auf morgen wieder absetzen.

Einziger Nachteil: Johanniskraut darf mit keinem anderen Arzneimittel (außer Schilddrüsenpräparaten) kombiniert werden, auch nicht mit der Antibabypille, da sonst das Risiko für Blutgerinnsel in den Venen (Thromboserisiko) steigt.

Mirtazapin (Remergil)

Eines der am häufigsten derzeit verschriebenen Antidepressiva, das sich keiner bestimmten Gruppe zuordnen lässt, ist Mirtazapin. Es eignet sich hervorragend bei Patienten mit Schlafstörungen, die bei Depression fast immer vorhanden sind.

Das bedeutet aber auch: Unter Mirtazapin sollte man nicht Auto fahren, da die müde machende Wirkung des Medikaments auch am nächsten Tag noch zu spüren ist! Dies kann zu paradoxen Konsequenzen führen.

Eine meiner Patientinnen hat dem vorbehandelnden Psychiater gegenüber so vehement über Schlafstörungen geklagt, dass er ihr Mirtazapin bis zur Höchstdosis von 45 mg verordnete. Das hatte natürlich zur Konsequenz, dass die Frau den ganzen nächsten Tag müde war und sich nicht aufraffen konnte, irgendetwas zu tun. Dies wurde wiederum als depressive Antriebsstörung gewertet, sodass die Patientin ein zweites Antidepressivum dazubekam, das den Antrieb steigern sollte – was natürlich nicht gelang, da es sich eben nicht um eine Antriebsstörung handelte. Letztere kann man ohnehin nicht spezifisch mit einem Medikament behandeln. In diesem Fallbeispiel handelte es sich bei der vermeintlichen Antriebsstörung um die Tagesmüdigkeit, die durch die hohe Mirtazapingabe am Abend verursacht wurde.

Hierzu noch ein Hinweis: In der niedrigsten Dosierung von 7,5 mg kann man Mirtazapin durchaus als sinnvolles Schlafmittel benutzen. Die meisten Patienten haben unter dieser Dosis keinen Überhang von Müdigkeit in den nächsten Tag hinein.

Aber selbst 7,5 mg sind nicht wirklich eine niedrige Dosis: Wenn man von 45 mg als Maximaldosis ausgeht, dann entspricht dies vergleichsweise etwa 250 mg eines trizyklischen Antidepressivums. Demnach wären 7,5 mg Mirtazapin vergleichbar mit etwa 40 mg eines klassischen Antidepressivums – und das ist im Hinblick auf die sedierende Wirkung immer noch eine ganze Menge.

Mirtazapin führt sehr oft zu Gewichtszunahme und Tagesmüdikeit.

Die Nebenwirkungen und Absetzphänomene: Fast alle Patienten unter Mirtazapin nehmen teilweise massiv an Gewicht zu, und es kann auch zu Muskel- und Gelenkbeschwerden kommen. Beim Absetzen nehmen entsprechend die Schlaf- und Antriebsstörungen wieder zu. Wenn du noch einmal mehr zu Antrieb und Antriebsstörung nachlesen möchtest, findest du die Informationen hierzu auf Seite 21.

Paroxetin (Seroxat)

Dieses Medikament aus der Gruppe der SSRI wird gerne bei Angststörungen (siehe Seite 52) eingesetzt und wirkt hier bei manchen Patienten auch gut. Man kann es relativ variabel dosieren, trotzdem machen die letzten Schritte beim Absetzen fast immer Probleme. Es entstehen oft Unruhe und diffuse körperliche Missempfindungen.

Quetiapin (Seroquel)

Gehört eigentlich zu einer ganz anderen Medikamentengruppe, wird aber oft auch bei depressiven Patienten eingesetzt, weil es auch im Serotoninsystem wirkt. Das heißt, es hat eine beruhigende Wirkung und ist in der Dosierung sehr variabel von 12,5 mg bis 800 mg einsetzbar.

Es kann aber auch in sehr niedriger Dosierung bei manchen Menschen zu einer ausgeprägten Müdigkeit kommen. Andere wiederum vertragen auch höhere Dosierungen problemlos. Beim Absetzen gibt es hier in der Regel wenig bis keine Probleme, außer dass eventuell vorhandene Unruhe wieder zunimmt.

Sertralin (Sertralin)

Dieses Medikament aus der SSRI-Gruppe wird in der Regel sehr gut vertragen und auch relativ problemlos wieder abgesetzt. Man kann mit 25 mg beginnen und hat mit 50 mg bereits eine wirksame Dosis erreicht.

Ich nehme das Präparat gerne bei Zwangsstörungen (siehe Seite 53). Hier dosiert man aber bis zu 200 mg. Es treten kaum Wechselwirkungen mit anderen Medikamenten auf.

Trimipramin (Stangyl)

Ebenfalls ein Klassiker, den es auch in Tropfenform gibt, wobei bereits geringe Dosen ausreichend sein können, um besser durchzuschlafen. In niedriger Dosierung beispielsweise als Hilfe zum Durchschlafen ist das spätere Absetzen kein Problem.

In höherer Dosierung kann es zu massiver Gewichtszunahme kommen, die auch nach dem Absetzen nicht mehr völlig rückgängig zu machen ist. Natürlich nehmen beim Absetzen die Schlafstörungen und die Unruhe wieder zu.

Venlafaxin (Trevilor)

Diese Substanz wird sehr häufig verschrieben, es handelt sich um ein sehr gut antidepressiv wirkendes Medikament mit sehr wenigen Nebenwirkungen. Anfangs treten bei manchen Patienten Übelkeit und Durchfall auf, was aber nach wenigen Tagen vorbei sein müsste, anderenfalls ist das Medikament für diesen Patienten nicht geeignet.

Absetzen ist allerdings bei vielen ein großes Problem. Es kommt sehr häufig zu Schwindel und diffusen körperlichen Missempfindungen. Weitere mögliche Nebenwirkungen sind Nervosität, Appetitmangel, Blutdruckanstieg oder vermehrtes Schwitzen.

Der Vorteil von Venlafaxin: Diese Substanz hat ein breites Dosierungsspektrum von 37,5 bis 300 mg. Es wirkt ähnlich wie die beschriebenen klassischen Antidepressiva im Noradrenalin- und Serotoninsystem (siehe Seite 40), hat aber vergleichsweise nicht die vielen Nebenwirkungen.

Dies war nur eine kleine Auswahl. Es tut mir leid, sollte dein Antidepressivum bei dieser Auflistung nicht dabei sein. Ich möchte in diesem Ratgeber nur zu den Medikamenten eine Bewertung abgeben, die ich in der Praxis häufig eingesetzt habe und mit denen ich entsprechende Erfahrungen habe.

Du kannst mir gerne eine E-Mail schicken, wenn du zu einem anderen Präparat meine Meinung wissen möchtest: rolf-dieter@trautmann-mail.de.

LITERATUR

Lesetipps

Literatur zum Thema Depression gibt es wie Sand am Meer. Ich habe hier nur die Bücher in alphabetischer Reihenfolge aufgelistet, die ich im Text erwähnt habe oder die ich für Laien oder Betroffene für besonders hilfreich erachte.

Peter und Sabine Ansari: Unglück auf Rezept. Klett-Cotta Verlag, Stuttgart 2017

Michael Bohne: Bitte klopfen! Anleitung zur emotionalen Selbsthilfe. Carl-Auer Verlag, Heidelberg 2019

Martin Hautzinger: Ratgeber Depression. Informationen für Betroffene und Angehörige. Hogrefe-Verlag, Göttingen 2017

Friederike Potreck-Rose: Von der Freude, den Selbstwert zu stärken, m. Audio-CD. Hilfe aus eigener Kraft. Klett-Cotta Verlag, Stuttgart 2018

Richard David Precht: Wer bin ich – und wenn ja wie viele? Eine philosophische Reise. Goldmann Taschenbücher, München 2012

Laura Schröpp: Depression. Welchen positiven Einfluss Ernährung und Bewegung auf Depression haben können. Kindle Edition, Luxemburg 2018

Rolf Dieter Trautmann: Behaviorale Ego-State-Therapie bei Persönlichkeitsstörungen. Klett-Cotta Verlag, Stuttgart 2017. (Dieses Buch empfehle ich dir auch bei nicht vorliegender Persönlichkeitsstörung, weil viele der vorgestellten Modelle und Schemata grundsätzlich hilfreich in der Selbsthilfe sein können.)

Quellen

Elsaeßer M., Kriston L., Härter M., Hautzinger M., Schramm E. (2021): Kurz- und langfristige Wirksamkeit von CBASP bei chronischer Depression mit frühem Beginn. Verhaltenstherapie & Psychosoziale Praxis 2/2021: 265–281.

Hautzinger M., Wolf S. (2012): Sportliche Aktivität und Depression. In Fuchs R., Schlicht W. (Hrsg.): Seelische Gesundheit und sportliche Aktivität. Hogrefe-Verlag Göttingen: 164–185.

Laux G. (2008, 3. Aufl.): Depressive Störungen. In Möller J.-J., Laux G., Kapfhammer H.-P. (Hrsg.): Psychiatrie und Psychotherapie. Band 2. Springer-Verlag Heidelberg: 399–470.

REGISTER

Bibliografische Information der Deutschen Nationalbibliothek
Die Deutsche Nationalbibliothek verzeichnet diese Publikation in der Deutschen Nationalbibliografie; detaillierte bibliografische Daten sind im Internet über https://dnb.de abrufbar.

ISBN 978-3-8426-4238-6 (Print)
ISBN 978-3-8426-4239-3 (PDF)
ISBN 978-3-8426-4240-9 (EPUB)

Originalausgabe

Die Ratgebermarke der Schlütersche Fachmedien GmbH
Hans-Böckler-Allee 7, 30173 Hannover
www.humboldt.de
www.schluetersche.de

Aus Gründen der besseren Lesbarkeit wurde in diesem Buch die männliche Form gewählt, nichtsdestoweniger beziehen sich Personenbezeichnungen gleichermaßen auf Angehörige des männlichen und weiblichen Geschlechts sowie auf Menschen, die sich keinem Geschlecht zugehörig fühlen.

Autor und Verlag haben dieses Buch sorgfältig erstellt und geprüft. Für eventuelle Fehler kann dennoch keine Gewähr übernommen werden. Weder Autor noch Verlag können für eventuelle Nachteile oder Schäden, die aus in diesem Buch vorgestellten Erfahrungen, Meinungen, Studien, Therapien, Methoden und praktischen Hinweisen resultieren, eine Haftung übernehmen. Insgesamt bieten alle vorgestellten Inhalte und Anregungen keinen Ersatz für eine medizinische und/oder individuelle psychotherapeutische Beratung, Betreuung und Behandlung.

Lektorat: Pepe Peschel, pepe die redaktion für gesundheit & medizin, München
Covergestaltung: ZERO, München
Covermotiv: Shutterstock/Alliance Images
Satz: PER MEDIEN & MARKETING GmbH, Braunschweig
Druck und Bindung: gutenberg beuys feindruckerei GmbH, Langenhagen